Kathrin Radl, Melanie Breznik, Isabella Wilhelmer

Simulation in der Ausbildung von Gesundheitsberufen

Kathrin Radl, Melanie Breznik, Isabella Wilhelmer

Simulation in der Ausbildung von Gesundheitsberufen

facultas

Autorinnen

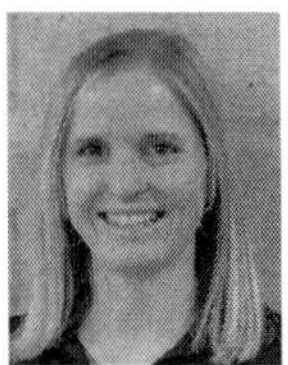

Kathrin Susanne Radl, BA MEd
DGKP, Hochschullehrende an der FH Kärnten,
Studiengang Gesundheits- und Krankenpflege,
Diplom in allgemeiner Gesundheits- und Krankenpflege.

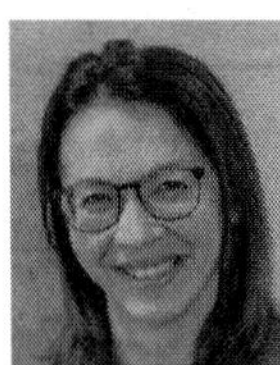

Melanie Breznik, BSc MA
DGKP, Hochschullehrende an der FH Kärnten,
Studiengang Gesundheits- und Krankenpflege,
Diplom in allgemeiner Gesundheits- und Krankenpflege,
Weiterbildung Palliative Care.

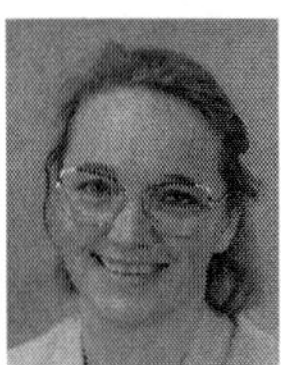

Isabella Wilhelmer, BA MEd
DGKP, Hochschullehrende an der FH Kärnten,
Studiengang Gesundheits- und Krankenpflege,
Diplom in allgemeiner Gesundheits- und Krankenpflege.

Eine geschlechtergerechte Schreibweise wird in diesem Buch vorwiegend durch die Verwendung der Schreibung mit Stern * realisiert. Ist eine korrekte, alle Endungen berücksichtigende Schreibung auf diese Weise nicht möglich oder erfordert sie Ergänzungen, die den Lesefluss hemmen, so wird – stellvertretend für beide Geschlechter – die männliche Form gewählt.

Bibliografische Information der Deutschen Nationalbibliothek
Die Deutsche Nationalbibliothek verzeichnet diese Publikation in der Deutschen Nationalbibliografie; detaillierte bibliografische Daten sind im Internet über http://dnb.d-nb.de abrufbar.

facultas Verlag, 1050 Wien
Umschlagfoto: © Denise Luschnik
Lektorat: Sabine Schlüter, Wien
Satz: Wandl Multimedia-Agentur
Druck: Facultas Verlags- und Buchhandels AG
Printed in Austria

ISBN: 978-3-7089-2256-0
E-ISBN: 978-3-99111-608-0

Inhalt

1 Einleitung

Steigende Anforderungen im Gesundheitswesen verlangen ein erhöhtes Maß an Kompetenzen. Gesundheitsberufe sind derzeit gefragter denn je. Ständig wird medial betont, dass diese an Attraktivität gewinnen müssen und es mehr junge Menschen in dieser Sparte braucht. Durch die demografische Entwicklung und die immer komplexer werdenden Krankheitsbilder steigen auch die Anforderungen an das Personal. Was muss eine Person im Gesundheitsbereich wissen und können?

Die Komplexität des Gesundheitssystems, die zunehmende Multimorbidität sowie die häufig schwierigen Rahmenbedingungen erfordern eine Vielzahl von Fähigkeiten und Fertigkeiten. Unterschiedliche Situationen müssen auf der Basis kritisch reflektierten Handelns und daraus abgeleiteter Lösungsansätze gemeistert werden. Patientensicherheit und Versorgungsqualität sollen das Resultat der erlernten Fähigkeiten und Fertigkeiten sein. Kommunikation, Kooperation und das Teilen von evidenzbasiertem Wissen sind notwendige Voraussetzungen, um den veränderten Rahmenbedingungen im Gesundheitswesen und den gegenwärtigen Herausforderungen gerecht zu werden.

Um den zukünftigen Anforderungen gerecht zu werden, muss sich auch die Ausbildung verändern. Es braucht neue Lehr- und Lernkonzepte, welche Lernenden einen sicheren Rahmen bieten, um berufstypische Handlungen einzuüben. Der Lernprozess der Auszubildenden rückt dabei in den Vordergrund und Lehrende nehmen eine neue Rolle ein. Als Mentor*in oder Lernbegleiter*in unterstützen sie Auszubildende beim selbstorganisierten und aktiven Lernen. Die Lehrinhalte werden realitätsnahe und fächerübergreifend gestaltet, um Aktivität und Eigenmotivation zu steigern (Reibnitz, 2008).

Ein Großteil der Ausbildung in den Gesundheitsberufen findet in der Praxis statt. Obwohl Auszubildende in der Praxis von Fachpersonal und Praxisanleiter*innen angeleitet werden, haben sie oftmals Angst, in der Patientenversorgung Fehler zu machen. Daher ist es nötig, bereits in der Ausbildung einen Rahmen zu schaffen, berufstypische Handlungen im geschützten Rahmen zu üben, um den Anforderungen des Gesundheitswesens gerecht zu werden. Hier findet die Lehr- und Lernmethode der

Simulation ihren Einsatz. Diese bietet die Möglichkeit, klinische Fähigkeiten sowie Soft Skills von Angehörigen der Gesundheitsberufe zu erhöhen (Roberts & Greene, 2011). Das Üben von berufstypischen Handlungen kann in einem Rahmen mit Sicherheitsnetz durchgeführt werden und ermöglicht es den Teilnehmer*innen, Sicherheit für sich selbst und die Patient*innen zu gewinnen. Ebenso bietet die Simulation die Möglichkeit, seltene Situationen abzubilden, welche für die Berufspraxis relevant sein könnten. Das Spektrum der Einsatzmöglichkeiten reicht dabei von einfachen Handlungen (beispielsweise die Positionierung von Patient*innen) bis hin zu komplexen Situationen (beispielsweise die Durchführung einer Einschätzung zum Legen einer nasogastralen Sonde sowie die selbstständige Anlage derselben). Neben praktischen Fertigkeiten geht es auch um die Entwicklung kommunikativer Kompetenzen sowie eines beruflichen Rollenverständnisses. Ebenso können die Zusammenarbeit im interdisziplinären Team und die Kommunikation untereinander trainiert werden, was einen zentralen Aspekt in der täglichen Arbeit von Gesundheitsberufen darstellt. Die Abgrenzung der eigenen Rolle, aber auch das Wissen um die Rollen anderer Berufsbilder sind sehr wichtig. Daher ist es auch essenziell, in der Ausbildung nicht nur über, sondern auch mit anderen Berufsgruppen zusammen zu lernen. Hier kann die interprofessionelle Simulation ein wichtiger Ansatz sein (Kelly et al., 2019).

Obwohl die Simulation als Lehr- und Lernmethode immer mehr Einzug in die Gesundheitsberufe hält, fehlt Literatur zum Einsatz von Simulation in Gesundheitsberufen. Möchten Lai*innen sich in dieses Gebiet vertiefen, kann hauptsächlich auf Literatur aus dem medizinischen Bereich (Notfallmedizin, Intensivmedizin oder Reanimationstraining) sowie aus der Flugtechnik zurückgegriffen werden. Vor dieser Herausforderung standen auch wir bei unserem Einstieg in die Simulation. Aus dem Kondensat von unzähligen Büchern und Studien zum Thema ist dieses Buch entstanden, um die identifizierte Lücke zu schließen. Es soll Kolleg*innen in den Gesundheitsberufen ein erstes Kennenlernen des Themas ermöglichen und den Mehrwert des Einsatzes des Simulationstrainings in der Ausbildung der unterschiedlichen Gesundheitsberufe darlegen. Neben einer ersten Annäherung werden im Buch auch Möglichkeiten aufgezeigt, die Simulation in den Lehrplan einzubinden, und notwendige Rahmenbedingungen für eine erfolgreiche Durchführung erörtert. Ziel des Buches ist es, ein „Hands-on-Werk“ zu sein. Basierend auf den Erfahrungen der Autor*innen aus dem Studiengang Gesundheits- und Krankenpflege sollen Tipps und Tricks für die Implementierung der Simulation abgebildet werden.

Das Buch gliedert sich grundsätzlich in einen Theorie- und in einen Praxisteil. Im Theorieteil wird den Leser*innen ein Überblick darüber gegeben, was Simulation ist und wie sie sich entwickelt hat. Ebenso werden die der Simulation zugrunde liegenden Lerntheorien dargelegt. Der Theorieteil schließt mit einem Überblick über den Stand der Forschung ab. Im Praxisteil finden sich wichtige Informationen darüber, wie Simulation in die Ausbildung von Gesundheitsberufen integriert werden kann. Untermauert werden diese Informationen durch Praxisbeispiele aus der Anwendung der Simulation in der Ausbildung von Bachelorstudent*innen der Gesundheits- und Krankenpflege an der Fachhochschule Kärnten. Da es in der Ausbildung von Gesundheitsberufen auch wichtig ist, interprofessionelle Elemente in die Lehre zu integrieren, wird im Praxisteil des Buches anhand eines Beispiels auch aufgezeigt, wie es möglich ist, interprofessionelle Simulation in die Ausbildung von Gesundheitsberufen zu integrieren.

2 Simulation – eine theoretische Einführung

Die Leser*innen kennen vielleicht das Gleichnis von den blinden Männern und dem Elefanten: Jeder dieser Männer befühlte einen Körperteil des Elefanten. Dementsprechend fiel auch die Beschreibung der Männer denkbar unterschiedlich aus, wie denn ein Elefant nun aussehe. Während derjenige, der das Bein betastete, den Elefanten als Säule beschrieb, war es für denjenigen, der die Ohren befühlte, ganz klar, dass ein Elefant aussieht wie ein Fächer. Genau wie in diesem Gleichnis gibt es in unterschiedlichen wissenschaftlichen Disziplinen oft sehr verschiedene Beschreibungen für Begriffe, da sich jede Wissenschaft aus unterschiedlichen Blickwinkeln an ein Phänomen herantastet. So ist es auch beim Begriff Simulation. Unterschiedliche Anwendungsformen der Simulation führen zu einem differenzierten Verständnis, was Simulation ist.

2.1 Begriffsdefinition und begriffliche Abgrenzung

Grundsätzlich kann man unter Simulation ein realitätsnahes Nachbilden der Wirklichkeit verstehen. Notwendig wird dieses immer dann, wenn nur durch das Ablösen aus der Wirklichkeit Probleme ohne Sicherheits- und Kostenrisiken behandelt werden können. Die durch die Simulation ermittelten Lösungen können dann wieder auf das reale Problem übertragen werden (Lackes et al., 2018). Wird dies auf die Arbeitswelt umgemünzt, können Menschen mit den Situationen der realen Arbeitsbedingungen vertraut gemacht und Handlungen ohne Risiko geübt werden (Regener & Hackstein, 2016).

Auch im sozial- und pflegewissenschaftlichen Kontext haben sich unterschiedliche Begriffsdefinitionen von Simulation durchgesetzt. Weber (2007) beschreibt Simulation in der Sozialwissenschaft beispielsweise als die Beobachtung von Modellverhalten im Zeitverlauf. Wird in der Pflegewissenschaft, in der pflegerischen Ausbildung von Simulation gesprochen, bedeutet dies oft die Gleichsetzung mit dem Einsatz von Patientensimulatoren (Schiavenato, 2009). Da es aber wichtig ist, sich eines verbindlichen Verständnisses zu bedienen, haben sich die Autorinnen für die Definition von Simulation entschieden, die durch die International Nursing Association for Clinical Simulation and Learning (INACSL) gegeben wird, da diese der Umsetzung der Simulation in der Praxis der Autorinnen entspricht. Hier wird **Simulation als Lehrmethode** beschrieben, **welche spezielle Situationen aus dem realen Leben kreiert oder repliziert, um Herausforderungen aus dem alltäglichen Leben möglichst realitätsnahe zu imitieren.** Dabei können eine oder mehrere Formen der Förderung, Verbesserung oder Überprüfung der Performance der Simulationsteilnehmer*innen Anwendung finden (INACSL Standards Committee, 2016b).

Vom Begriff Simulation abzugrenzen ist der Simulator, auch wenn diese beiden Begriffe oft synonym verwendet werden. Während die Simulation eine immersive Lehrmethode ist, welche versucht, Situationen aus der beruflichen Praxis so lebensnahe wie möglich nachzuahmen, versteht man unter Simulator ein Gerät für die realitätsnahe Darstellung der beruflichen Umgebung. Eine Simulation kann mit oder ohne Simulator durchgeführt werden. Ein Simulator muss aber nicht zwingend nur für Simulationen genutzt werden (Regener & Hackstein, 2016).

Eine Simulation kann also vereinfacht als realitätsgetreue Lernumgebung bezeichnet werden. Diese erlaubt den Auszubildenden, in einem geschützten Rahmen Handlungen der alltäglichen Berufspraxis zu üben und Fehler zu machen. Dabei kann die Simulation durch Geräte (sogenannte Simulatoren oder Mannequins) unterstützt werden.

Weiters sollte für das Verständnis von Simulation der Begriff des Fertigkeitstrainings (Skills Training oder Task Training) erörtert werden, da er oft synonym für Simulation verwendet wird: Grundsätzlich meint die **Simulation** das **Training komplexer Abläufe**, während das **Skills Training** das **Üben einzelner, klar abgrenzbarer Aufgaben** beschreibt (Regener & Hackstein, 2016). Ist z. B. das Üben einer Blutabnahme an einem Punktionsarm grundsätzlich als Skills Training zu verstehen, kann diese Tätigkeit in Kombination mit beispielsweise dem Üben kommunikativer Skills zu einem Simulationstraining werden, indem Auszubildende Blut an einem Mannequin abnehmen und gleichzeitig die Kommunikation an der Patientin, am Patienten üben müssen. Bevor mit einem Simulationstraining begonnen werden kann, müssen die Auszubildenden die geforderten Skills geübt und sich angeeignet haben, um ein positives Outcome zu erzielen.

Eine Anpassung der Komplexität der Simulationen an den Stand der Auszubildenden ist daher unumgänglich. Der Grad der Komplexität von Simulationen wird in diesem Zusammenhang als Fidelity bezeichnet. Unter **Fidelity** versteht man grundsätzlich, **inwieweit ein für die Simulation genutztes System die Realität (Geräusche, Aussehen, Gewicht ...) reproduzieren kann**. Dabei wird nach Low und High Fidelity unterschieden, wobei Low Fidelity einen geringen und High Fidelity einen hohen Grad an Komplexität bezeichnet. Beispielhaft für die Low Fidelity wäre das Ablesen der Vitalparameter aus dem Patientenakt; die High Fidelity wäre ein tastbarer Puls am Mannequin.

Um die Ernsthaftigkeit der Simulation als Lehr- und Lernmethode bei den Auszubildenden zu erhalten, muss die Abbildung des Realitätsgrades vorab geplant werden (Schröppel, 2021). Entgegen landläufiger Meinung kann High-Fidelity-Simulation aber nicht nur über hochtechnisierte Simulationen erreicht werden. Auch ein geeignetes Prebriefing kann zu einer High-Fidelity-Simulation führen. Dazu gehört z.B. die Aufklärung darüber, ob es unrealistische Elemente in der Simulation gibt, um Störungen des Lernens durch Verunsicherungen bezüglich einer unrealen Situation zu vermeiden. Erfolgt diese Aufklärung nicht, können von den Auszubildenden problematische Fehlkonzepte eingelernt und dann für die berufliche Praxis übernommen werden. Ein Beispiel für solche Fehlkonzepte wäre, wenn der Simulator wichtige Krankheitssymptome nicht übernehmen kann (Schröppel, 2021). In der Literatur finden sich weitere Differenzierungen hinsichtlich der Arten von Fidelity. Diese beziehen sich nicht auf die Komplexität, sondern auf die Aspekte, welche in der Simulation abgedeckt werden sollen. Das INACSL Standards Committee (2016a) gibt dazu an, dass unterschiedliche Formen von Fidelity verwendet werden sollen, um eine realitätsgetreue Wahrnehmung zu kreieren: environmental fidelity, conceptual fidelity und psychological fidelity. Bei der **environemental fidelity** (= Wiedergabetreue der Umweltfaktoren) geht es darum, sicherzustellen, dass die Simulationsumgebung dem Umfeld, in dem die Situation sich tatsächlich abspielen würde, ähnelt. Die **conceptual fidelity** (= Wiedergabetreue des Konzepts) stellt sicher, dass alle Aspekte inhaltlich korrekt abgebildet werden. Die Kontextfaktoren wie beispielsweise die Stimme der Patient*innen oder auch die Umgebungsfaktoren werden mittels **psychological fidelity** (= Wiedergabetreue der psychologischen Aspekte) berücksichtigt (INACSL Standards Committee, 2016a).

Wer sich mit dem Thema der Simulation und vor allem dem simulationsbasierten Lehren vertraut machen möchte, wird zwangsläufig die Begriffe „Human Factors“ und „Crew/Crisis Ressource Management“ finden.

Human Factors beeinflussen 60–80 % der Fehler und Zwischenfälle im Gesundheitswesen. Im wörtlichen Sinne sind damit „menschliche Faktoren“ gemeint. Es steckt aber viel mehr dahinter:

> „Der Begriff der Human Factors wird je nach Herkunftsdisziplin verschieden definiert. Es steht aber immer die Verbindung menschlicher Eigenschaften, Merkmale und Fähigkeiten mit technischen und organisationalen Faktoren im Mittelpunkt.“ (Hofinger, 2018, S. 179)

Die Human Factors können in fünf Bereiche unterteilt werden, welche in engem Zusammenhang stehen. Dies sind die **Situation Awareness**, **Teamwork**, **Entscheidungsfindung** und das **Aufgabenmanagement**. Sie stehen in enger Verbindung miteinander, wobei das verbindende Kernelement die **Kommunikation** ist (Rall, 2016b). Human Factors umfassen damit die Interaktion einer Person mit dem Umfeld und mit technischen Hilfsmitteln sowie den Umgang mit Arbeitsaufgaben im Kontext der Organisationsstruktur.

In der Literatur wird Human Factors oftmals mit menschlichem Fehlverhalten gleichgesetzt. Diese Gleichstellung bildet aber nur einen kleinen Ausschnitt des Problems ab. Im Gesamtkontext sollten Fehler im System, in der Entscheidungsebene und in der Behandlung unter dem Aspekt der Human Factors beleuchtet werden. Um eine **Fehlerkultur** im Unternehmen entwickeln zu können, muss man von konkreten Schuldzuweisungen absehen. Es gilt, die Ursache für das Zustandekommen des Fehlers oder Beinahe-Fehlers zu identifizieren. Fehler zur Gänze zu vermeiden, ist Wunschdenken. Organisationen sind gefordert, alles Erdenkliche zu tun, um Fehler auf der menschlichen, technischen und organisationalen Ebene bestmöglich zu reduzieren (Hofinger, 2018; Rall & Oberfrank, 2016).

Mithilfe des Simulationstrainings können komplexe berufstypische Handlungen im realitätsnahen Umfeld ohne Risiko abgebildet werden. Da vor allem im Gesundheitsbereich der Komplexitätsgrad sehr hoch und das Arbeiten im Team Voraussetzung ist, muss sich jedes einzelne Teammitglied effektiv einbringen können. Notwendig für das Funktionieren eines Teams sind die sogenannten **„Non-Technical Skills“**, die „nicht-technischen Fertigkeiten“. Damit sind nach Rall und Oberfrank (2016) Fähigkeiten gemeint, die auf Kommunikation, Teamwork, den Umgang mit Stress oder auch auf das Leitungsverhalten im interpersonellen Kontext abzielen. Die Non-Technical Skills ergänzen die „Technical Skills“ und bilden die spezifischen fachlichen Kompetenzen sowie das theoretische Fachwissen ab.

Non-Technical Skills sind als Teil der Human Factors zu sehen. Um sie gezielt trainieren zu können, muss vorab festgestellt werden, welche Fähigkeit für welche Aufgabenstellung benötigt wird (Rall & Oberfrank, 2016). Häufig stehen das Zwischenfallmanagement, die Teamperformance, die der Kommunikationsfähigkeiten sowie das Führungsverhalten im Mittelpunkt kritischer Situationen. Die Erweiterung der Non-Technical Skills kann mithilfe von simulationsbasierter, problembasierter oder fallbasierter Lehre erreicht werden. Die Stärkung der Human Factors kann durch gezieltes Teamtraining erfolgen, wobei zu beachten ist, dass Fehlervermeidung nur durch vermehrtes Training effektiv ist (Hofinger, 2018).

Ein weiterer Begriff, der noch geklärt werden muss, ist das **Crisis Resource Management**. Ungünstige Umstände innerhalb eines Notfalls in effektive Handlungen im Team umzusetzen wird als Crisis Resource Management beschrieben (Gaba, 2000). Nach Rall (2016b) steht „Crisis“ für „Zwischenfall, Notfall oder Komplikation“ und „Resource“ beschreibt den Einsatz von Mitteln. Dies betrifft alle Menschen, Geräte oder Verfahren, die eingesetzt werden, um die Patientensicherheit zu erhalten. Unter „Management“ wird die Verwendung der Ressourcen bei einem Zwischenfall verstanden. Im medizinischen Bereich haben die Anästhesiologie und die Intensivmedizin 1978 begonnen, ihre Arbeitssituationen zu beleuchten, Fehlerquellen zu identifizieren und durch gezieltes Training die Patientensicherheit zu erhöhen. Diese ist ein wesentliches Qualitätskriterium von Gesundheitseinrichtungen. Passieren Fehler, hat dies vor allem im Gesundheitsbereich schwerwiegende Folgen.

Typische Fehlerquellen im Gesundheitswesen sind Fehlentscheidungen, Kommunikationsfehler, schlechte Arbeitsaufteilung und mangelnde Teamarbeit. Um diese gering zu halten, hat sich das Training des **Crisis Resource Management** (synonym auch häufig **Crew Resource Management** genannt) etabliert (Hackstein, 2016b; Rall, 2016a). Dies führt durch

Erfahrungslernen dazu, dass erwünschte Verhaltensweisen in den Alltag integriert werden (Ostergaard et al., 2011).

Die Schulung der Human Factors und des Crisis Resource Managements erhöht die Kompetenz im Team, verstärkt die Zusammenarbeit, vergrößert die Patientensicherheit und steigert die Zufriedenheit im Team sowie am Arbeitsplatz (Rall, 2016b). Für einen nachhaltigen Erfolg sollten die von Rall (2016b) beschriebenen Crisis-Resource-Management-Leitsätze den gesamten beruflichen Alltag bestimmen und nicht nur in Notfällen und bei Trainings zum Einsatz kommen (Ostergaard et al., 2011; Rall, 2016b). Die unten in Tabelle 1 angeführten CRM-Leitsätze wurden bereits mehrfach adaptiert, evaluiert und finden sich in vielen Simulationszentren für Teamtrainings wieder.

Tabelle 1: **15 CRM-Leitsätze nach Rall und Gaba (Rall, 2016b, S. 66)**

1.	Kenne deine Arbeitsumgebung.
2.	Antizipiere und plane voraus.
3.	Fordere Hilfe lieber früher als spät an.
4.	Übernimm die Führungsrolle oder sei ein gutes Teammitglied mit Beharrlichkeit.
5.	Verteile die Arbeitsbelastung (10 Sekunden für 10 Minuten).[1]
6.	Mobilisiere alle verfügbaren Ressourcen (Personen und Technik).
7.	Kommuniziere sicher und effektiv – sag, was dich bewegt.
8.	Beachte und verwende alle vorhandenen Informationen.
9.	Verhindere und erkenne Fixierungsfehler.
10.	Habe Zweifel und überprüfe genau (double check, nie etwas annehmen).
11.	Verwende Merkhilfen und schlage nach.
12.	Re-evaluiere die Situation immer wieder (wende das „10 für 10"-Prinzip an).
13.	Achte auf gute Teamarbeit – unterstütze andere und koordiniere dich mit den Teammitgliedern.
14.	Lenke deine Aufmerksamkeit bewusst.
15.	Setze Prioritäten dynamisch.

[1] Beim Auftreten von Herausforderungen sollte sich das Team 10 Sekunden Zeit nehmen, um wesentliche Informationen und Fakten zusammenzutragen. Die nachfolgenden Handlungsschritte werden beschlossen, um mit einer gut geplanten Strategie in die nächsten 10 Minuten zu gehen.

Diese Leitsätze sollen Verhaltensprinzipien darstellen, welche kontinuierlich eingesetzt werden. Hierbei geht es darum, diese Prinzipien im Team sowie im eigenen Verhalten im Berufsalltag zu verwirklichen (Rall, 2016b). Die **Crew-Resource-Management-Leitsätze** entwickelten sich aus den typischen Problemfeldern der Human Factors und bilden die oben genannten fünf Bereiche (Kommunikation, Aufgabenmanagement, Situation Awareness, Teamwork und Entscheidungsfindung) ab. Durch die mehrfache Abdeckung der einzelnen Bereiche wird die Fehlerhäufigkeit deutlich reduziert (Rall, 2016b).

Crew Resource Management ist mehr als reines Arbeiten im Team und/oder Kommunikation.

Das Training fördert das Setzen von Prioritäten, das Lenken der Aufmerksamkeit auf die betreffenden Situationen sowie das Anfordern von Hilfe und unterstützt ebenso die individuellen Entwicklungspotenziale des*der Einzelnen. Durch simulationsbasiertes Training können Angehörige von Gesundheitsberufen sowie Auszubildende im geschützten Rahmen ihre Non-Technical Skills sowie auch die Technical Skills verbessern. Voraussetzung dafür ist, dass die Trainer*innen im Crew Resource Management gut ausgebildet sind (Hackstein, 2016a; Ostergaard et al., 2011; Rall, 2016b).

Nachdem nun zentrale Begriffe geklärt sind und begriffliche Abgrenzungen vorgenommen wurden, geht es im nachfolgenden Teil des Kapitels darum, die historische Entwicklung der Simulation darzulegen.

2.2 Historische Entwicklung der Simulation

Obwohl Simulation an sich schon eine lange Geschichte aufweist, hat sie in den Gesundheitsbereich erst spät Einzug gefunden. Bereits im 6. Jahrhundert besaß das Militär mit der Erfindung des Schachspiels eine erste, elementare Form der Simulation, um Kriegssituationen darzustellen. 1929 fand die technologiebasierte Simulation Einzug in die Flugzeugtechnik, als Edwin Link seinen ersten Flugsimulator baute. Wie viele bahnbrechende Erfindungen stieß dieser aber zunächst auf relativ wenig Interesse. Erst durch das Auftreten von mehreren schweren Flugzeugunglücken und das Bewusstsein, dass jene durch mehr Übung zu vermeiden gewesen wären, wurde diese Form des Trainings auch für das Militär und später für die gesamte Luftfahrtindustrie interessant und zentraler Teil der Ausbildung von Pilot*innen und Flugzeugcrews. Auch der technologische Fortschritt im Zusammenhang mit dem Bau von Simulatoren hat einen großen Beitrag zur Verbreitung geleistet (Shah et al., 2019).

In der Medizin ging die Entwicklung deutlich langsamer voran. Eine Pionierin in der Simulation war die Hebamme **Madame du Coudrey**, welche im 18. Jahrhundert mit dem Modell eines weiblichen Beckens und einer kindlichen Puppe durch Frankreich reiste, um mit der Ausbildung anhand dieser Utensilien die Mortalität von Müttern und Kindern zu senken. Von einem Einzug der Simulation in die Medizin konnte aber noch keine Rede sein (Regener & Hackstein, 2016).

Wirklich verbreitet wurde die Simulation durch den Fachbereich der Anästhesie. Diese verstand den Nutzen der Simulation, in der Ausbildung vermeidbare Fehler bei der Behandlung von Patient*innen zu minimieren. In den frühen 1960er-Jahren entwickelten Asmund Laerdal und Björn Lind in Zusammenarbeit mit anderen Anästhesist*innen die Resusci-Anne. Dieses Mannequin dient auch heute noch dem Reanimationstraining und wurde über die Jahre weiterentwickelt. Doch nicht nur Leardal und Lind erkannten, dass es in der bisher angewandten Methode des Lernens in der Praxis Limitationen gab. Ende 1960 wurde von Abrahamson das **erste computergesteuerte Mannequin**, die SimOne, vorgestellt, welche bereits mit den Augen blinzeln sowie Brustkorbbewegungen und einen Pulsschlag vorweisen konnte.

Doch auch wenn die technischen Möglichkeiten nun grundsätzlich vorhanden waren – eine Anwendung in der breiten Masse fand trotzdem nicht statt. Dies war der Tatsache geschuldet, dass die Kosten für die Mannequins zur damaligen Zeit noch sehr hoch und daher kaum erschwinglich waren, um diese Ausbildungsform in größerer Zahl implementieren zu können (Shah et al., 2019). Auch Stephen Abrahamson und Howard Barrows arbeiteten zeitgleich mit Laerdal und Lind an der Beschreibung eines sogenannten **Programmed Patient**. Damit wurden Schauspieler*innen bezeichnet, welche als Simulationspatient*innen eingesetzt wurden. In den 1980er-Jahren zeigte sich bei Patient*innen eine erhöhte Mortalität, was laut Analyse auf menschliche Faktoren zurückzuführen war. Aus dieser Bewegung entstand das **Anaesthesia Crisis Re-**

source Management (ACRM), in dem Konzepte der Luftfahrtindustrie für das medizinische Training angepasst wurden (Shah et al., 2019).

Bedingt durch die Vorreiterrolle der Anästhesie in der Entwicklung ging die Verbreitung der Simulation in der Anästhesie und der Notfallmedizin schneller voran. In den Grundausbildungen unterschiedlicher Gesundheitsberufe dauerte es länger, bis diese Anwendung Einzug hielt. Eine deutliche Diskrepanz lässt sich hier zwischen angloamerikanischem und deutschsprachigem Raum erkennen. Im angloamerikanischen Raum wurde die Simulation beispielsweise schon in den 1950er-Jahren in die Pflegeausbildung integriert, im deutschsprachigen Raum erfolgte die Implementierung deutlich langsamer. Daher gibt es auch deutlich mehr Literatur zur Integration von Simulation in die Grundausbildung, die aus dem englischsprachigen Raum stammt, als Literatur für den deutschsprachigen Raum.

Seit 2013 empfiehlt auch die WHO (World Health Organization) die Integration der Simulation in die Ausbildung von Gesundheitsberufen. 2014 entstand in Deutschland der **Verein SimNAT** Pflege, dessen Ziel es ist, Standards und Qualitätskriterien für Simulation zu entwickeln und Unterstützung bei der Implementierung zu bieten. Außerdem hat der Verein eine Leitlinie für Simulation als Lehr- und Lernmethode entwickelt (basierend auf den Standards des INASCL). Mittlerweile setzt sich der Verein aus Vertreter*innen aus Deutschland, Österreich, der Schweiz und Luxemburg zusammen.

Manche Länder sind in der Implementierung der Simulation schon einen Schritt weiter gegangen und haben diese sogar gesetzlich in der Ausbildung verankert, indem Praxisstunden über Simulationstrainings abgedeckt werden (z. B. England: 300 Stunden der Praxisausbildung über Simulationstraining). Auch in Deutschland ging man mit der Pflegereform 2017 einen Schritt in diese Richtung, als im Pflegereformgesetz verankert wurde, dass klinische Praktikumsstunden durch simulationsbasiertes Lernen ersetzt werden können (Schwermann & Loewenhardt, 2021).

Nicht in allen Ländern ist Simulation Bestandteil des Curriculums – etwa in Österreich. Aus der Literatur geht deutlich hervor, dass das Verständnis für Simulation sehr unterschiedlich ist. Jedoch ist nicht nur die curriculare Verankerung wesentlich für den Kompetenzaufbau von Auszubildenden in Gesundheitsberufen, sondern auch die Durchführung von interprofessioneller Simulation. Die Förderung der Interprofessionalität innerhalb der Gesundheitsberufe von Ausbildungsbeginn an führt zu verbesserter Patientenversorgung. Interprofessionelle Simulation in der Grundausbildung der Pflegeberufe kann die Kommunikation zwischen den Berufsgruppen unterstützen. Es besteht aber noch Forschungsbedarf in diesem Bereich.

Der **Zeitpunkt** für die bestmögliche Integration interprofessioneller Simulation ist noch ungeklärt (Rystedt et al., 2019). Andere Aspekte der interprofessionellen Simulation werden noch in den Kapiteln 2.3 und 2.5 sowie im Praxisteil dieses Buches aufgegriffen. Die Unterscheidung der Simulation hinsichtlich des Komplexitätsgrades fand in Kapitel 2.1 bereits Erwähnung. Zusätzlich gibt es aber auch unterschiedliche Formen von Simulation, welche in Kapitel 2.3 näher ausgeführt werden.

2.3 Formen der Simulation

In der Praxis können unterschiedliche Formen von Simulationen durchgeführt werden. Dies ist abhängig von der erforderlichen Realitätsform und den Lernergebnissen, welche damit erreicht werden sollen. Simulationen umfassen unterschiedliche Variationen, Umgebungen, aber auch Werkzeuge (Moran et al., 2018). Voneinander abzugrenzen sind die **computerbasierte** und die **virtuelle Simulation** sowie die Simulation mit Schauspielpatient*innen. Diese unterschiedlichen Zugänge und Formen in der Simulation werden nachfolgend weiter ausgeführt.

2.3.1 Computerbasierte Simulation (computer-based simulation)

Mit hochtechnisierten Mannequins (High-Fidelity-Simulatoren) können in der computerbasierten Simulation die Körperfunktionen gesteuert und je nach Bedarf verändert werden. Je nach Lernergebnissen sind unterschiedliche technische Ausführungen möglich (Moran et al., 2018). Auszubildende können dabei unterschiedliche Lernerfahrungen machen. Einerseits wird **Erfahrungslernen** ermöglicht, das durch Lernen aus Erfahrung und die danach notwendige Reflexion dieser Erfahrung vor sich geht (nähere Ausführungen dazu in Kapitel 3.4). Ebenfalls angesprochen wird aber auch das **Beobachtungslernen** oder **Rollenlernen** (vicarious learning), welches in der Literatur immer größere Beachtung findet. Bei dieser Form des Lernens geht es darum, von Erfahrungen anderer zu lernen. Ermöglicht wird dies, indem bestimmte Situationen beobachtet bzw. miterlebt werden, ohne selbst Hand anzulegen, und dies danach evaluiert wird. Die Auszubildenden reflektieren dabei ihre eigenen Erfahrungen und die der Kolleg*innen, was ihnen wiederum ermöglicht, zu lernen, wohin sie ihre Aufmerksamkeit in diesen Situationen lenken sollen (Roberts & Greene, 2011). Befinden sich Auszubildende also gerade in der aktiven Rolle im Simulationstraining und können sie diese im Rahmen des Debriefings kritisch reflektieren, wird das Erfahrungslernen angesprochen, wohingegen in der Beobachterrolle und der darauffolgenden Reflexion der Situation das Beobachtungslernen aktiviert wird.

2.3.2 Virtuelle Simulation (virtual simulation)

In der virtuellen Simulation wird ein Multimedia-Ansatz verfolgt, der unterschiedliche Bereiche integriert und visuelle, textuelle und auditive Medien beinhalten kann. Es handelt sich um eine Lernmethode, in welcher Auszubildende praktische Fertigkeiten in einer **künstlichen Umgebung** üben können. Reale Situationen sollten im beruflichen Kontext reproduziert werden. Dazu ist kein Simulationslabor in vollem Ausmaß notwendig, sondern lediglich ein Raum mit entsprechendem Computer und Screen oder 3D-Objekten. Neben den verminderten räumlichen Ressourcen sind auch weniger personelle Ressourcen vonnöten, da das Simulationstraining ja nicht im klassischen Sinne abläuft, sondern im virtuellen Raum. Lediglich die technischen Voraussetzungen müssen an die Durchführung virtueller Simulation angepasst werden (Moran et al., 2018). Dies ist nur einer der Vorteile, die in der Literatur zum Thema virtuelle Simulation genannt werden. Ein weiterer Vorteil ist, dass auf diese Weise ein **Blended-Learning-Aspekt** erreicht werden kann, indem statt Präsenz Bilder, Animationen, Text, Grafiken und Ton benutzt werden, um die Simulation durchzuführen (Moran et al., 2018). Gerade in der COVID-19-Pandemie haben sich solche Lehrformen durch die Lockdowns als sehr nützlich und wichtig erwiesen. Doch auch abseits des Pandemiegeschehens ist die Wichtigkeit von Blended Learning und daher auch die

Möglichkeit, trotz unterschiedlicher Bildungshistorien zu studieren, nicht mehr von der Hand zu weisen.

Der Spruch „Kein Vorteil ohne Nachteil“ bewahrheitet sich aber auch in Bezug auf die virtuelle Simulation, und so können für diese Simulationsform auch **Nachteile** angeführt werden: Virtuelle Simulation kann höhere Kosten für Computer und technische Unterstützung verursachen. Ebenso kritisch betrachtet werden in diesem Zusammenhang die zusätzlichen Kosten, welche durch Lizenzen, Datensicherheitsmaßnahmen und Maßnahmen zur Stabilität der Datenübertragung getroffen werden müssen. Nicht ohne Kritik wird auch die Anwendbarkeit der Simulationsmethode selbst in der Basisausbildung von Gesundheitsberufen gesehen, da es bei virtuellen Simulationen oft um komplexe Interaktionen geht, deren Vereinfachung zu zeitintensiv sein kann. Als Nachteil angeführt wird auch der Mangel an Interaktionsmöglichkeiten und der Möglichkeit des Beobachtungslernens im Rahmen der virtuellen Simulation (Moran et al., 2018).

Wenn auch noch spärlich, so gibt es bereits **Untersuchungen**, welche die virtuelle Simulation mit der Simulation in Präsenz vergleichen. Eine Untersuchung von Pflegestudent*innen kurz vor dem Abschluss wurde von Cooper et al. (2015) durchgeführt. Dabei konnte bei beiden Simulationsformen eine Verbesserung der Fähigkeiten der Student*innen beobachtet werden. Unterschiede ergaben sich aber durch die eingeschränkte Möglichkeit der Interaktion in der virtuellen Simulation. So gaben die Student*innen in der virtuellen Simulation an, mit der Simulationsform nicht zufrieden gewesen zu sein, was Aspekte des Teamworks anging. Gleichermaßen fühlten sie sich frustriert, weil in kritischen Situationen keine Ansprechpartner*innen verfügbar waren. Abgesehen von den zwischenmenschlichen Kompetenzen wurden aber beide Simulationsformen von den Student*innen als „erfolgreich“ bewertet, was den Schluss nahelegt, dass beide Formen in unterschiedlichen Stufen der Ausbildung – je nachdem, welche Lernziele dahinter liegen – zum Einsatz kommen können (Cooper et al., 2015).

2.3.3 Simulation mit Schauspielpatient*innen

Eine weitere Möglichkeit ist es, Schauspielpatient*innen für die Simulation zu nutzen. Diese bieten Teilnehmer*innen in einer sicheren Umgebung die Möglichkeit, mit „realen" Patient*innen in Interaktion zu treten. Schauspielpatient*innen nehmen dabei unterschiedliche Rollen ein – von Patient*innen über Angehörige bis hin zu Kolleg*innen anderer Berufsgruppen. Vor allem Non-Technical Skills können von den Auszubildenden auf diese Weise in einem möglichst realen Umfeld geübt werden (Moran et al., 2018). Voraussetzung für eine erfolgreiche Simulation mit Schauspielpatient*innen ist, dass diese vorher gut trainiert wurden. Keiser und Turkelson (2017) haben in einer Untersuchung die Erstellung und Implementierung eines **Schulungsprogramms für Schauspielpatient*innen** beforscht. Die Ergebnisse der Untersuchung zeigen, dass die Teilnahme an der Schulung, aber auch die aktive Teilnahme an Simulationen die Schauspielpatient*innen dabei unterstützten, ihre Rolle in der Simulation besser zu verstehen und sie auch einnehmen zu können. Ebenso wurde berichtet, dass sich die Teilnehmer*innen nach der Schulung bereit fühlten, als Schauspielpatient*innen zu fungieren.

Vorteile der Verwendung von Schauspielpatient*innen sind, dass Auszubildende in Gesundheitsberufen die Fertigkeiten der Gesprächsführung, der Anamnese, der physischen Untersuchung, aber auch interpersonelle Fertigkeiten trainieren können, ohne reale Patient*innen zu belasten, beispielsweise durch falsche Kommunikation oder Mehrfachwiederholungen von bestimmten Pflegesequenzen zu Übungszwecken. Lehrende können Auszubildende dabei beobachten und direkt korrigieren. Der Einsatz von Schauspielpatient*innen kann auch dem zeitlichen Ablauf der Ausbildung und dem Kompetenzniveau der Teilnehmer*innen angepasst werden. Das Spektrum reicht von „einfachen" Patienteninteraktionen, wie beispielsweise der Positionierung eines Patienten, einer Patientin, bis hin zu „komplexen" Situationen wie Patientenedukation mit Familienangehörigen.

Damit eine Simulation mit Schauspielpatient*innen gelingen kann, müssen diese gut eingeführt und auf das Szenario vorbereitet werden. Der Kreativität sind keine Grenzen gesetzt (Szauter, 2019). Wichtig ist dabei, wie bereits mehrfach erwähnt, ein adäquates Training, da schlecht trainierte Schauspielpatient*innen und somit Schauspiel-Simulationen von geringer Qualität die Lernergebnisse der Auszubildenden auch negativ beeinflussen können (Moran et al., 2018).

2.3.4 Interprofessionelle Simulation – Wer zusammenarbeitet, sollte auch zusammen lernen

Als eine Art Sonderform der Simulation soll an dieser Stelle noch die interprofessionelle Simulation genannt werden, da sie einen immer höheren Stellenwert in der Ausbildung einnimmt. Erst durch **Teamwork und effiziente Kommunikation über die eigenen Professionsgrenzen** hinaus wird ein adäquates Patienten-Outcome möglich. Um das zu erreichen, muss das Verständnis für die eigene Profession, aber auch für andere Professionen aus dem Gesundheitswesen gegeben sein. Gerade dort ist die Zusammenarbeit aller Berufsgruppen essenziell, um das Ziel einer optimalen Patientenversorgung zu erreichen.

Auch die Weltgesundheitsorganisation (WHO) hat die interprofessionelle Ausbildung in der beruflichen Ausbildung von Gesundheitsprofessionen als zentral erkannt und folgendermaßen definiert:

> „Interprofessional education occurs when students from two or more professions learn about, from and with each other to enable effective collaboration and improve health outcomes. Interprofessional education is a necessary step in preparing a "collaborative practice-ready" health workforce that is better prepared to respond to local health needs. A collaborative practice-ready health worker is someone who has learned how to work in an interprofessional team and is competent to do so." (World Health Organization, 2010, S. 7)

Von interprofessioneller Praxis wird gesprochen, wenn unterschiedliche Berufsgruppen mit Patient*innen, Familien, Pflegenden und Gemeinschaften zusammenarbeiten und dabei den höchsten Qualitätsstandard in der Betreuung von Menschen bieten (World Health Organization, 2010). Um diesen zukünftigen Anforderungen gerecht zu werden und die Auszubildenden bestens auf ein interprofessionelles Berufsleben vorzubereiten, versuchen immer mehr Organisationen, **interprofessionelle Sequenzen** in ihre Ausbildungen zu integrieren. Ein solcher Weg kann über die interprofessionelle Simulation eingeschlagen werden. Hierzu werden Lernmöglichkeiten für Auszubildende geschaffen, die einem realen Setting in der gemeinsamen Versorgung von Patient*innen nahekommen. Vorteile in der interprofessionellen Ausbildung sind dabei die Optimierung und Stärkung des Gesundheitssystems durch den besseren Einsatz von Ressourcen sowie durch ein verbessertes Outcome für die Patient*innen. Doch auch die Auszubildenden profitieren von einer interprofessionellen Ausbildung mittels Simulation: Sie können im Rahmen der Simulation wichtige zwischenmenschliche Fertigkeiten erlernen und entwickeln ein Verständnis für die Rollen, Aufgabenbereiche und Arbeitsweisen der unterschiedlichen Gesundheitsberufe.

Natürlich gibt es auch **Barrieren**, welche im Rahmen der interprofessionellen Ausbildung auftreten können. Diese wären beispielsweise Barrieren in der Koordination von zeitlichen Ressourcen in den Stundenplänen der unterschiedlichen Berufsgruppen an den Hochschulen, ein Mangel an Forschung sowie an evidenzbasierten Ergebnissen im Bereich der interprofessionellen Ausbildung, Probleme in der Ausgestaltung unterschiedlicher Kompetenzen und Ausbildungserfordernisse in der interprofessionellen Simulation sowie Limitationen hinsichtlich finanzieller und organisatorischer Ressourcen (Mangine, 2018).

Trotz dieser Barrieren ist es für ein professionelles Arbeiten im Gesundheitswesen jedoch wichtig, mit anderen Berufsgruppen zusammenzuarbeiten, um eine sichere Patientenversorgung zu gewährleisten. Daher ist es notwendig, interprofessionelle Simulationen in die Ausbildung von Gesundheitsberufen zu integrieren, um das Selbstvertrauen von Auszubildenden in der interprofessionellen Zusammenarbeit zu fördern und ihnen zu helfen, ihre eigene Rolle im Gesundheitswesen besser verstehen zu lernen (Kleib et al., 2021). Durch das Miteinbeziehen der Gesamtheit der Gesundheitsberufe können fächerübergreifende Szenarien erstellt und durchgeführt werden. Je nachdem, welche Szenarien geplant werden, können einzelne oder auch alle Berufsgruppen des Gesundheitswesens mitwirken und ihre Handlungskompetenz stärken.

Interdisziplinäre Simulationstrainings werden im deutschsprachigen Raum bislang kaum durchgeführt. Es würde sich aber anbieten, sie vor allem in den höheren Ausbildungsjahrgängen zu implementieren, da dies die berufliche Realität im Gesundheitswesen widerspiegelt. Zeitgleich fordert der hohe Komplexitätsgrad die Auszubildenden vor ihrem Abschluss erneut (Kirsten & Kagermann, 2018; Schwermann & Loewenhardt, 2021).

Die Simulation im Rahmen der Ausbildung von Gesundheitsberufen bietet viele Vorteile. Sie werden im nächsten Kapitel dargestellt.

2.4 Vorteile der Simulation

Obwohl in der Ausbildung von Gesundheitsberufen im deutschsprachigen Raum noch ein relativ neues Feld, wird Simulation hier immer mehr angewandt. Diese wachsende Akzeptanz als Lehr- und Lernmethode erhält die Simulation durch die in der Literatur mittlerweile belegten Vorteile, welche diese Methode mit sich bringt.

Einer der Vorteile besteht in den **positiven Auswirkungen auf die Lernergebnisse**, wenn anhand von Simulationstrainings gelehrt wird. Orledge et al. (2012) beschreiben in ihrer Literaturarbeit ein besseres Lern-Outcome für Auszubildende, welche mit Simulation unterrichtet werden, im Vergleich zu klassischen Lehrmethoden. Dies beschreiben auch Shin et al. (2015) in ihrer Metaanalyse, in der kognitive, affektive und psychomotorische Lernergebnisse untersucht wurden. Die Lernergebnisse der Auszubildenden, welche mit Simulation trainierten, waren deutlich besser. Diese positiven Auswirkungen wurden auch in anderen Publikationen bestätigt (Cant & Cooper, 2017; Cooper et al., 2012; Luo et al., 2021; Qayumi et al., 2014; Torkshavand et al., 2020).

Unterschiede gibt es in der Beschreibung der Lerneffekte in Bezug auf den Ausbildungsstand der Student*innen. Während Shin et al. (2015) in der Ausbildung von Bachelorstudent*innen der Pflege die höchsten Lerneffekte bei Auszubildenden in höheren Semestern beschreiben, da hier schon mehr klinische Vorerfahrung gegeben sei, ist laut Qayumi et al. (2014) eine adäquate Ausrichtung an den curricularen Zielen erforderlich, um ein optimales Lernergebnis zu erzielen. Der Einsatz der Simulation kann dabei über alle Ausbildungslevel hinweg erfolgen. Eine Korrelation der Dauer der Simulation und des Effekts auf das Lernergebnis konnte in der Metaanalyse von Cant und Cooper (2017) nicht festgestellt werden.

Zur Evaluierung der Lernergebnisse lassen sich der Literatur auch **kritische Anmerkungen** entnehmen: nämlich die Erschwernis, Lernergebnisse vergleichbar zu messen, da Studien oft eine große Anzahl unterschiedlicher Variablen messen, sowie die Verwendung von nicht validierten Assessmentinstrumenten zur Messung der Outcomes. Ebenso werden

Lernergebnisse oftmals nur innerhalb eines kurzen Zeitraums betrachtet. Langzeiteffekte anhand von Längsschnitterhebungen nach Wochen oder Monaten bleiben meist aus (Cant & Cooper, 2017). Orledge et al. (2012) gehen in ihrem Review aber von einer Erhaltung der Skills nach einem Simulationstraining von 6–12 Monaten aus.

Ein weiterer Vorteil, welcher in Evaluationen von Simulationstrainings geschildert wird, liegt in den **Auswirkungen auf die klinische Praxis** und die Patient*innen. Vor allem in Bereichen, in denen klinische Einsätze nicht regelmäßig stattfinden, oder für seltene Praxissituationen hat sich die Simulation als wertvolle Lernmöglichkeit etabliert, um Kompetenzen in realitätsnahen Situationen zu erwerben und die Patientensicherheit zu gewährleisten (Cooper et al., 2012; Orledge et al., 2012). Durch das Simulationstraining wird der **Kompetenzgewinn in der Praxis** deutlich beschleunigt. Damit ist aber nicht gemeint, dass diese Ausbildungsform die praktische Ausbildung ersetzen kann oder soll (Cooper et al., 2012). Eine Kombination der beiden Lehr- und Lernmethoden ist hier am sinnvollsten, um das beste Lern-Outcome für die Auszubildenden zu erzielen. Positive Effekte lassen sich auch auf das aktive Lernen und die Motivation der Lernenden feststellen (Luo et al., 2021).

Neben den bereits beschriebenen Effekten konnten aus der Literatur zusätzlich folgende Vorteile des Simulationstrainings ermittelt werden: verbesserte interdisziplinäre Kommunikation, Erkennen von kritischen systembasierten Hindernissen in kritischen Situationen, ein besseres Verständnis für berufsspezifische Situationen und eine verbesserte Interaktion mit Patient*innen und anderen Berufsgruppen (Kelly et al., 2016; Orledge et al., 2012). Wichtig zu erwähnen ist auch, dass Simulationstrainings in der Ausbildung dazu beitragen können, eine professionelle Identität und ein Verständnis für das Berufsbild zu entwickeln. Dies wird für Pflegeberufe beispielsweise im Artikel von Kelly et al. (2016) beschrieben. Sie stellen dar, dass durch eine gute Vorbereitung sowie die Beteiligung der Auszubildenden eine starke Lernerfahrung gewährleistet ist. Ergänzend beschreiben Rall und Oberfrank (2016) folgende positiven Aspekte durch die Simulation:

- Steigerung der **Patienten- und Systemsicherheit**;
- Förderung der **Teamarbeit**;
- **Fehleroptimierung** im Arbeitsalltag;

- **Mitarbeiter- und Patientenzufriedenheit** werden gesteigert, die **Mitarbeiterfluktuation** wird reduziert;
- durch das Training von Non-Technical Skills wird die tägliche Arbeit erleichtert und eine Senkung der **Komplikationsrate**, der **Dauer des Krankenhausaufenthalts** sowie der **Mortalität** wird erzielt (Hofinger, 2016; Rall & Oberfrank, 2016).

Im letzten Kapitel der theoretischen Grundlagen wird nun noch der Stand der Forschung zum Thema Simulation dargelegt.

2.5 Simulation – Was sagt die Literatur?

Wie bereits mehrfach erwähnt, hält die Simulation immer stärker Einzug in die Ausbildung von Gesundheitsberufen. International gesehen gibt es in Bezug auf die curriculare Einbettung eine große Spannweite.

Eine in acht europäischen Ländern durchgeführte Studie hat untersucht, wie die Simulation in die pflegerische Ausbildung integriert ist. Dabei wurde die **Heterogenität der Implementierung in die Ausbildung** erneut deutlich. Unterschiede gibt es hinsichtlich der Simulationsart, welche eingesetzt wird (z. B. high fidelity simulation, low fidelity simulation, Schauspielpatient*innen), der Stundenzahl für Simulation (75–303 Stunden) sowie der räumlichen Ausstattung für die Simulation (eigene Simulationszentren vs. für Simulation ausgestattete Räumlichkeiten an den Ausbildungseinrichtungen) (Chabrera et al., 2021). Diese Unterschiede ergeben sich aus den unterschiedlichen Ausbildungsformen, aber auch aus an regionale Anforderungen angepassten Inhalten, welche notwendig sind, um die Genehmigung für die Ausbildungen zu erhalten. In Österreich lässt sich diese Diversität in der Simulation ebenfalls darstellen. Als Beispiel sei hier die Fachhochschule Kärnten genannt, welche die Simulation im Curriculum des Bachelorstudiengangs Gesundheits- und Krankenpflege derzeit noch nicht verankert hat. Seit 2018 wird Simulation im Studiengang durchgeführt, wobei die Student*innen während der gesamten Ausbildungsdauer rund 33 Stunden reine Simulation absolvieren. Zusätzlich gibt es noch Skills-Trainings, die aber, wie einleitend beschrieben, im Verständnis der Autorinnen nicht als Simulation definiert werden können.

In der Literatur wird eine **Vereinheitlichung der Implementierung von Simulation** in den Grundausbildungen positiv vermerkt, um einheitlichen Standards zu folgen. Doch im Hinblick auf die heterogenen Ausbildungsformen in den Gesundheitsberufen international stellt sich eine Vereinheitlichung als schwierig heraus (Chabrera et al., 2021). Auch wenn die Simulation in den Grundausbildungen der Gesundheitsberufe auf viele Arten verankert ist, lassen sich doch allgemeine Faktoren darstellen, welche gegeben sein müssen, um eine erfolgreiche Simulation zu ermöglichen.

Issenberg et al. (2005) erwähnen in ihrem Systematic Review folgende Eigenschaften: Zentral für eine erfolgreiche Simulation ist **Feedback**. Ebenso wichtig ist, dass Simulationstrainings **regelmäßig** durchgeführt werden. Des Weiteren wird eine curriculare Einbettung der Simulation in die Ausbildung empfohlen, um auch **klare Lernziele mit messbaren Outcomes zu hinterlegen**. Im Zentrum steht die Adaptierung der Simulationstrainings an das **Ausbildungsniveau** der Auszubildenden sowie die Anpassung der Simulation an unterschiedliche **Lehrmethoden**. Erfolgreiche Simulationen haben darüber hinaus eines gemeinsam: Sie fordern die **aktive Teilnahme** der Auszubildenden, die **realitätsgetreue Darstellung der Situation** und eine **lernfreundliche Umgebung** (Issenberg et al., 2005).

Es hat wenig Sinn, die **Simulation als Prüfungsmethode** einzusetzen. Da Fehler zwangsläufig zu einer schlechteren Note führen würden, widerspricht dieser Ansatz der Schaffung einer Simulationskultur in der Ausbildung.

Die **Wichtigkeit von Emotionen** als Auswirkung auf die Lernfähigkeit im Zusammenhang mit Simulation wird im Review von Madsgaard et al. (2022) aufgegriffen. Die Student*innen sind während des Simulationstrainings einem hohen Grad an emotionaler Aktivierung ausgesetzt. Genauer gesagt wird von einer „Achterbahnfahrt der Gefühle“ berichtet, der sich die Student*innen während eines Simulationstrainings ausgesetzt sehen. Dabei werden sowohl negative als auch positive Gefühle berichtet. Negative Emotionen sind beispielsweise Angst, Stress und Frustration, während Erleichterung, Gelassenheit, Freude und Stolz als positive Emotionen genannt werden. Angst und Stress sind dabei Emotionen, welche dem Lernen nicht zuträglich sind und die Fähigkeit des*der Lernenden, sich zu fokussieren und analytisch zu denken, beeinträchtigen können. Dies ist bei der Durchführung von Simulationstrainings zu berücksichtigen, da eine sichere Lernumgebung für die Student*innen dazu führt, dass ihr Lern-Outcome verbessert wird.

Nach dem Simulationstraining werden von den Student*innen oftmals Gefühle von Erleichterung und Gelassenheit beschrieben. Die geringe emotionale Erregung kann im **Debriefing** optimal genutzt werden, da nur in diesem Zustand eine ausreichende Fähigkeit der Reflexion gegeben ist. Das Debriefing ist ein zentraler Aspekt, um die **Reflexionsfähigkeit** der Student*innen zu fördern. Erfolgt es in einer nicht passenden Weise, können auch daraus negative Emotionen wie Frustration und Verwirrung entstehen (Madsgaard et al., 2022).

Aus diesen Ausführungen wird ersichtlich, dass es wichtig ist, diese emotionalen Aspekte bei der Durchführung von Simulationstrainings in Ausbildungen mitzudenken, um das beste Outcome zu erzielen. Werden alle zentralen Faktoren mitgedacht, hat Simulation in der Ausbildung in den Gesundheitsberufen zahlreiche positive Auswirkungen. Viele Forschungsarbeiten wenden sich diesem Thema zu und untersuchen die Effekte der Anwendung der Simulation in den Grundausbildungen auf diverse Outcome-Variablen. **Zwei Kernkompetenzen**, welche Angehörige von Gesundheitsberufen mitbringen sollten, um eine adäquate Patientenversorgung zu gewährleisten, sind **kritisches Denken** und **Problemlösungsfähigkeit**. Jede dieser Fähigkeiten wird durch den Einsatz von Simulation in der Ausbildung entscheidend verbessert (Chabrera et al., 2021; Nwankwo & Hayes, 2016). Ebenso steigert Simulationstraining das Selbstvertrauen und die Sicherheit von Student*innen, auch im klinischen Setting korrekt und sicher handeln zu können (Chabrera et al., 2021; Lin, 2015; Mulyadi et al., 2021; Nwankwo & Hayes, 2016). Voraussetzung für korrektes und reflektiertes Handeln ist, über das entsprechende Wissen in einem Bereich zu verfügen, welches im Rahmen der Ausbildung erworben werden muss. Unterschiedliche Autor*innen berichten in ihren Forschungsarbeiten, dass es durch die Simulation im Vergleich zu anderen Lehr- und Lernmethoden in der Ausbildung zu einem größeren Wissenserwerb kommt (Chabrera et al., 2021; Inkaya et al., 2020; Mulyadi et al., 2021; Nwankwo & Hayes, 2016).

Für die Ausübung der Tätigkeiten eines Gesundheitsberufes sind unterschiedliche praktische und nichttechnische Skills notwendig. Auch was diese Fertigkeiten angeht, wird in der Literatur durch die Anwendung der Simulation eine **Kompetenzsteigerung sowohl bei den praktischen als auch bei den nichttechnischen Fertigkeiten** beschrieben (Chabrera et al., 2021; Inkaya et al., 2020; Nwankwo & Hayes, 2016). Weiters werden eine signifikant höhere Zufriedenheit der Student*innen mit der Lernsituation sowie eine Verbesserung in der Kommunikation und der Teamfähigkeit beschrieben (Bourke et al., 2021; Mulyadi et al., 2021).

Während die positiven Auswirkungen aus der Literatur relativ klar ersichtlich sind, sind die Meinungen hinsichtlich der Simulationsart und ihrer Auswirkung unterschiedlich. Bei Bourke et al. (2021) konnte kein Unterschied der positiven Auswirkungen dargestellt werden, egal ob eine Simulation mittels Mannequin oder Schauspielpatient*innen durchgeführt wurde, bei Mulyadi et al. (2021) wird hingegen deutlich, dass die positiven Auswirkungen bei jenen Student*innen höher sind, bei denen Mannequins im Simulationstraining eingesetzt wurden. Auch wenn zu diesem Aspekt keine klare Aussage getätigt werden kann, ist aus der Literatur eindeutig abzuleiten, dass die simulationsbasierte Ausbildung wichtige Kompetenzen stärkt, welche für eine qualitätsvolle Versorgung der Patient*innen notwendig sind.

Ob der mittlerweile gut untersuchten positiven Auswirkungen von Simulation auf die Kompetenzen von Student*innen diverser Gesundheitsberufe ist es nicht verwunderlich, dass viele Ausbildungseinrichtungen beginnen, sich mit dem Thema Simulation zu beschäftigen. Allerdings ist eine Ad-hoc-Implementierung nicht empfehlenswert und auch nicht von Erfolg gekrönt. Will eine Einrichtung Simulation einfach mal so implementieren, tauchen schnell Barrieren und Herausforderungen auf, welche ein positives Lern-Outcome für die Auszubildenden verhindern. Soll die Simulation in der Ausbildung verankert werden, erfordert dies eine **Implementierungsstrategie**. Nur so kann gewährleistet werden, dass die geplanten und notwendigen Lernziele letztlich auch zu erreichen sind (Al-Ghareeb & Cooper, 2016; Chabrera et al., 2021; Ferguson et al., 2020). Eine fehlende Implementierungsstrategie führt zu fehlenden Lern-Outcomes. Zusätzlich resultieren daraus weitere Barrieren wie z.B. mangelnde Personalressourcen, Räumlichkeiten und eine fehlende Ausbildung des involvierten Personals. Diese mangelnden Ressourcen drücken sich oftmals auch in einem Mangel an Zeit aus. Um eine derartige Strategie entwickeln zu können, ist auch ein gemeinsames Grundverständnis von Simulation notwendig. Haben die betroffenen Personen nicht das gleiche Verständnis, wird eine erfolgreiche Implementierung nur schwer durchführbar sein (Al-Ghareeb & Cooper, 2016; Chabrera et al., 2021; Ferguson et al., 2020).

Zusammengefasst gilt es also, folgende **Herausforderungen bei der Einführung von Simulation in der Ausbildung** zu berücksichtigen:

- Zeitmangel
- Ehrfurcht vor der Technologie und Überwindung, sie einzusetzen
- erhöhter Workload
- Personalressourcen
- Mangel an gut ausgebildetem Personal für die Simulation
- Mangel an finanziellen Ressourcen
- Mangel an Räumlichkeiten und Ausstattung
- Mangel an technischem Support
- fehlende Einbettungsmöglichkeit ins Curriculum (Al-Ghareeb & Cooper, 2016)

Begegnen kann man diesen Herausforderungen nur, indem von Anfang an gut überlegt wird, inwiefern Simulation in die eigene Ausbildung passt, welches Lern-Outcome damit erreicht werden und wie die Implementierungsstrategie genau aussehen soll.

Bereits an anderer Stelle in diesem Buch wurde auf die Wichtigkeit einer interprofessionellen Ausbildung hingewiesen, welche zentral ist, um den Anforderungen des Gesundheitswesens heute gerecht werden zu können. Ist es in diversen Ausbildungseinrichtungen schon gängige Praxis, dass in der Theorie studiengangsübergreifende Basisfächer wie beispielsweise Anatomie für Student*innen mehrerer Fachrichtungen gemeinsam unterrichtet werden, wird dies in der praktischen Ausbildung vermisst. Im Sinne einer verbesserten interprofessionellen Zusammenarbeit wäre es aber durchaus sinnvoll, diesen Aspekt mit zu trainieren. Auch der klinische Alltag kommt nicht ohne Berührungspunkte der unterschiedlichen Gesundheitsberufe aus, jedoch gibt es keine gemeinsame praktische Anleitung. Hier wäre die **interprofessionelle Simulation** ein Ansatz, um die

Auszubildenden auf das interprofessionelle Berufsleben besser vorzubereiten. Studien aus dem Notfallbereich zeigen, dass interprofessionelle Simulation die Teamarbeit und die Kommunikation im Team verbessert sowie auch positiven Einfluss auf das Einnehmen von Führungsrollen in Notfallsituationen hat (Murphy et al., 2019).

Diese positiven Effekte werden aber nicht nur aus dem Notfallbereich beschrieben. Mittlerweile gibt es genügend Untersuchungen aus den Grundausbildungen diverser Gesundheitsberufe, welche die für die berufliche Weiterentwicklung günstigen Auswirkungen hervorheben. So verbessert interprofessionelle Simulation das Rollenverständnis für unterschiedliche Berufsbilder innerhalb des Gesundheitswesens und trägt auch dazu bei, die Rolle des eigenen Berufsbildes besser reflektieren zu können. Weiters lassen sich eventuelle Überschneidungen zwischen den Berufsgruppen erkennen (Granheim et al., 2018; Liaw et al., 2020; Morrell et al., 2019; Schecter Weiner et al., 2020; Yu et al., 2020). Dieses **bessere Rollenverständnis** führt dazu, dass die Angehörigen verschiedener Gesundheitsprofessionen ein besseres Bild davon erhalten, welche unterschiedlichen Aspekte zu einer umfassenden, patientenzentrierten Versorgung gehören und wie die unterschiedlichen Berufsgruppen dazu beitragen, eine ganzheitliche Versorgung der Patient*innen zu gewährleisten. Dies hat natürlich auch direkten Einfluss auf die Behandlungsqualität, etwa wenn Behandlungspläne innerhalb des Teams erarbeitet werden und die Patient*innen merken, dass ohne Verlust von Informationen gemeinsam an den für sie besten Behandlungszielen gearbeitet wird (Liaw et al., 2020; Schecter Weiner et al., 2020).

Die verbesserte Teamarbeit an sich und die **positive Einstellung zur Zusammenarbeit** in einem interprofessionellen Team nach interprofessioneller Simulation werden ebenfalls hervorgehoben (Granheim et al., 2018; Liaw et al., 2020; Morrell et al., 2019; Schecter Weiner et al., 2020; Yu et al., 2020). Zusätzlich erwähnen Granheim et al. (2018) in ihrem Review die positiven Auswirkungen auf die Kommunikationsfähigkeit der Student*innen nach einer interprofessionellen Simulation. Auch das Vertrauen in die eigenen Fähigkeiten, interprofessionell zusammenzuarbeiten, und das Selbstvertrauen in der interprofessionellen Praxis können durch multiprofessionelles Simulationstraining verbessert werden (Yu et al., 2020).

Betrachtet man die gängige Praxis in der praktischen Ausbildung der unterschiedlichen Gesundheitsberufe und die wenigen Überschneidungen, welche man in klinischen Praktikumseinsätzen in Lernsituationen tatsächlich hat, scheint die interprofessionelle Simulation in der Ausbildung von Gesundheitsberufen ein probates Mittel zu sein, um das eigene **berufliche Selbstverständnis** zu fördern, aber auch die Sinne der Student*innen für die Wichtigkeit der interprofessionellen Zusammenarbeit zu schärfen. Verwirklicht werden kann dies auch vor dem Hintergrund, dass viele Gesundheitsprofessionen, was ihre theoretische Ausbildung angeht, oftmals in den gleichen Institutionen ausgebildet werden. Dieser Gedanke sollte schon in frühen Teilen der Ausbildung verankert werden. So schreiben auch Cunningham et al. (2018) in ihrer Arbeit, dass das Rollenverständnis der einzelnen Berufsgruppen und das Verständnis für unterschiedliche Verantwortlichkeiten im Rahmen der Patientenbetreuung verbessert werden könnten, wenn interprofessionelle Simulation schon früh in der Ausbildung der unterschiedlichen Berufe im Gesundheitswesen ansetzen würde.

Auch wenn die gemeinsame Ausbildung von diversen in der Patientenbetreuung beteiligten Berufsgruppen viele positive Aspekte mit sich bringt, sind **Herausforderungen in der Umsetzung von interprofessioneller Simulation** gegeben und demzufolge in der Durchführung mitzudenken. Herausforderungen ergeben sich vor allem dadurch, dass es oftmals schwierig ist, unterschiedliche **Stundenpläne** miteinander zu koordinieren, um dann gemeinsame Zeitfenster der unterschiedlichen Ausbildungsrichtungen für eine gemeinsame Simulation zu finden (Astbury et al., 2021; Ferguson et al., 2020; Shaw-Battista et al., 2015). Auch die unterschiedlichen curricularen Anforderungen können eine Barriere für eine erfolgreiche Implementierung von interprofessioneller Simulation darstellen (Shaw-Battista et al., 2015). Mitgedacht werden muss auch, dass diverse professionelle Skills unterschiedliche Lernanforderungen mit sich bringen. Es stellt eine zusätzliche Herausforderung dar, Simulationsszenarien zu kreieren, welche die diversen Lernziele der Gesundheitsberufe ansprechen und so die Lernbedürfnisse der Auszubildenden erfüllen (Astbury et al., 2021; Ferguson et al., 2020).

Eine weitere Barriere für die Implementierung professionsübergreifender Simulationstrainings in der Grundausbildung von Gesundheitsberufen sind auch **Kosten und benötigte Ressourcen** für diese Ausbildungsform. Sind Kosten und Ressourcen schon in der Simulation innerhalb einer Profession mögliche Hemmschwellen, diese zu implementieren, können ein erhöhter Personalaufwand und die Zusammenarbeit über Ausbildungseinrichtungen hinweg zusätzliche Aspekte darstellen, welche die Möglichkeit der Durchführung von interprofessioneller Simulation einschränken. Daher ist eine sorgfältige Planung dieser Maßnahmen notwendig, um Simulation mit mehreren Gesundheitsberufen dort einzusetzen, wo es der Steigerung der Kompetenzen aller Auszubildenden förderlich ist. Denn auch das muss bei der Durchführung von Simulation (egal ob innerhalb einer Berufsgruppe oder interprofessionell) ganz klar dargelegt werden – Simulationstraining in der Ausbildung eignet sich nicht für jedes Skill oder jede Kompetenz, welche erworben werden soll (Astbury et al., 2021; Shaw-Battista et al., 2015).

2.6 Simulation als Lehr- und Lernmethode

Simulation als Lehr- und Lernmethode soll Lernenden die Möglichkeit bieten, ihre berufliche Handlungskompetenz in einem sicheren Umfeld professionell zu entwickeln. Der Stellenwert geht weit über das „schnelle Training" hinaus (Kirsten & Kagermann, 2018). Die Ausbildung von Gesundheitsberufen basiert auf einer Kombination aus theoretisch fundiertem Wissen und praktischer Ausbildung. Die Entwicklung fachspezifischen Wissens ist von ebenso großer Bedeutung wie das Training von Skills (Engelhardt, 2021). Simulation als Lehr- und Lernmethode bietet den Lernenden die Möglichkeit, das vollständige Handlungsspektrum ihres zukünftigen Berufes in unterschiedlichen Situationen anzuwenden und **theoretisches Fachwissen mit praktischen Fertigkeiten zu verknüpfen**. Laut Literatur sollte Simulation bereits vor dem ersten Patientenkontakt eingesetzt und als sinnvolle Ergänzung zur praktischen Lehre genutzt werden (Kirsten & Kagermann, 2018).

Jeffries (2007, zit. nach Kirsten und Kagermann, 2018, S. 447) betont, dass die Simulation von berufstypischen Handlungen als **Lehrmethode für Anfänger*innen** in der Pflegeausbildung Anwendung finden muss. Simulation wird in der beruflichen Realität meist nur für spezialisierte Zielgruppen (z. B. in der Intensivmedizin und der Anästhesie) durchgeführt, findet aber selten Anwendung außerhalb des Notfallbereichs. Der Mehrwert der Simulation wurde in den letzten Jahren von den Ausbildungsstätten glücklicherweise erkannt, und das Interesse an Simulation als Lehr- und Lernmethode nimmt deutlich zu. In Münster wurde das Simulationsnetzwerk „Ausbildung und Training in der Pflege" (SimNAT Pflege) gegründet. Diese Arbeitsgruppe entwickelte mit Student*innen des Fachbereichs Gesundheit an der Fachhochschule Münster eine Handlungsleitlinie, basierend auf den Standards des INACL, um den internationalen Qualitätsstandards für simulationsbasiertes Lernen zu entsprechen (Kirsten & Kagermann, 2018; Schwermann & Loewenhardt, 2021).

Aus dem einleitenden Kapitel wird deutlich, dass Simulation in der Ausbildung nicht nur für das Trainieren von Notfallsituationen ein hilfreiches Tool ist, sondern dass es viele Gründe gibt, welche für den **Einsatz von Simulation in der Basisausbildung** von Gesundheitsberufen sprechen – hilft sie doch, Auszubildende die notwendigen Kompetenzen für ihre berufliche Praxis in einer sicheren Umgebung zu lehren. Dafür sind an den Ausbildungsstand angepasste Simulationsszenarien notwendig, welche die für einen Kompetenzerwerb erforderlichen Reflexionsprozesse bei den Lernenden in Gang setzen, um sie so für ein professionelles und sicheres Auftreten in der Praxis zu rüsten.

Das in Abbildung 1 dargestellte Factsheet soll die wichtigsten Informationen aus Kapitel 2 noch einmal zusammenfassen.

Factsheet: Simulation in Gesundheitsberufen

Simulation ist ...

... eine Lehrmethode, welche spezielle Situationen aus dem reellen Leben kreiert oder repliziert, um Herausforderungen aus dem alltäglichen Leben möglichst realitätsnahe zu imitieren. Dabei können unterschiedliche Formen der Förderung oder Verbesserung sowie Überprüfung der Performance der Teilnehmer*innen angewendet werden (INACSL, 2016).

Simulation ist nicht ...
... Simulator (= Gerät zur realitätsnahen Darstellung der beruflichen Umgebung)
... Fertigkeitstraining (= Training einzelner, relativ bekannter und gut abgrenzbarer Tätigkeiten) (Regener & Hackstein, 2016)

Formen der Simulation

Je nach zu erreichenden Lernzielen können unterschiedliche Formen von Simulation eingesetzt werden:

- Computerbasierte Simulation
- Virtuelle Simulation
- Simulation mit Schauspielpatient*innen
- Interprofessionelle Simulation (Moran et al., 2018)

Simulation ...

... verbessert das Lernoutcome bei den Auszubildenden (kognitiv, affektiv & psychomotorisch)

... hat positive Auswirkungen auf die klinische Praxis und das Patient*innenoutcome

... hilft Auszubildenden in der klinische Praxis schneller zu lernen (Cooper et al., 2020)

... verbessert interprofessionell durchgeführt die Interaktion mit anderen Berufsgruppen, hilft das eigene Rollenverständnis zu schärfen und die Rolle anderer Gesundheitsberufe besser zu verstehen, verbessert die Teamarbeit und die interprofessionelle Kommunikation (Liaw et al.,

Simulation kann nicht ...
... die praktische Ausbildung im klinischen Setting ersetzen (Cooper et al., 2012)

Abbildung 1: Factsheet Simulation in Gesundheitsberufen

Die bereits mehrfach erwähnte Notwendigkeit der curricularen Einbettung von Simulation zur Erreichung der erforderlichen Lernziele macht es auch notwendig, das Thema aus lerntheoretischer Perspektive zu beleuchten. Daher werden in Kapitel 3 Lerntheorien und pädagogische Ansätze vorgestellt, welche in der Simulation zum Einsatz kommen können.

3 Lernen

Das Lernen und die Entwicklung von Fähigkeiten und Fertigkeiten steuert unser Leben. Jegliche Art und Weise, wie Menschen sich verhalten, arbeiten und in Interaktion mit ihrer Umwelt treten, basiert darauf. Lernen ist ein mehrdimensionaler Prozess, der auf unterschiedlichen Ebenen stattfindet und diverse Formen annehmen kann: Es ist Erfahrung und Beobachtung; Verhaltensveränderungen werden initiiert und Weiterentwicklung wird ermöglicht (Hagemann, 2016). Unterschiedliche Lerntheorien und Modelle beschreiben und erklären diese Lernprozesse. Nachfolgend werden wesentliche Erklärungsansätze für den Erwerb von Fähigkeiten und Fertigkeiten erläutert.

3.1 Lerntheoretische Überlegungen zur Simulation

Betrachtet man die klassischen Lerntheorien im Kontext der Simulation, stehen der Konstruktivismus sowie der Konnektivismus im Vordergrund. Beide fokussieren das selbstgesteuerte Lernen innerhalb eines vorgegebenen Rahmens. Berücksichtigung finden dabei auch digitale Technologien, das interdisziplinäre Lernen sowie individualisierte Lernprozesse.

Die zugrunde liegende Annahme des **Konstruktivismus** ist, dass Lernen als aktiver Prozess nicht unabhängig von der Umwelt betrachtet werden kann. Lernen erfolgt durch Erfahrung und ihre Reflexion. Wissen wird passend zur Situation neu konstruiert, sodass es zur Ausbildung neuer Handlungsweisen und Kompetenzen kommt. Der Lernprozess liegt dabei nicht in den Händen der Lehrenden und kann daher auch nicht komplett von ihnen gesteuert werden. Sie sind Lernbegleiter*innen, welche die Rahmenbedingungen für einen selbstgesteuerten Kompetenzerwerb schaffen müssen (Sauter, 2018).

Ergänzend dazu nutzt der **Konnektivismus** das Lernen in Netzwerken. Darunter versteht man das Lernen von Dritten durch Austausch und Diskussion, aber auch Informationen, welche man über die Nutzung neuer Technologien erhält. Berücksichtigt wird, dass unser Wissen eine geringere Halbwertszeit hat und auch die Lernprozesse sich aufgrund der Veränderungen in der Gesellschaft wandeln.

Der Konnektivismus setzt am individuellen Lernen an und umfasst auch die Umwelt. Lehrende sind im Konnektivismus Mentor*innen, welche die Auszubildenden dabei unterstützen sollen, Wissen durch Austausch und Zusammenarbeit zu erweitern. Das individuelle Problemlösen steht beim Konstruktivismus im Vordergrund, während beim Konnektivismus das gemeinsame Erarbeiten einer Lösung angestrebt wird (Sauter, 2018).

Sowohl Ansätze des Konstruktivismus als auch des Konnektivismus lassen sich bei der Simulation in der Lehre erkennen. Im Rahmen der Simulation machen Auszubildende Erfahrungen, welche durch kritische Reflexion zur Wissenserweiterung beitragen. Diese Komponente lässt sich mittels Konstruktivismus und hier über das Modell des Erfahrungslernens abbilden. Da Lernen aber nicht losgelöst von der Umwelt stattfinden kann, müssen auch diese Aspekte Berücksichtigung finden. Diesen Anspruch erfüllt der Konnektivismus, indem bei den Akteur*innen inklusive Beobachter*innen gemeinsames Erfahrungswissen aufgebaut wird.

Berücksichtigt man die zunehmende Wichtigkeit der Interdisziplinarität im Gesundheitswesen, findet man einen weiteren Aspekt, der durch den Konnektivismus abgebildet wird.

3.2 Erwerb von Fähigkeiten und Fertigkeiten

Ein hohes Maß an Fachwissen ist für die Ausübung von Gesundheitsberufen ebenso von Bedeutung wie der Erwerb praktischer Fähigkeiten und Fertigkeiten (Skills). Um Skills zu erwerben, ist eine wiederholte Bearbeitung von Problemsituationen erforderlich, woraus eine individuelle Sammlung persönlich erlebter Episoden entsteht (Kluge, 2016). Diese Skills müssen im theoretischen sowie im praktischen Teil des Studiums vermittelt werden, um im späteren Berufsleben Patient*innen adäquat versorgen zu können. Das reine Wissen über eine Handlung ist dabei nicht ausreichend. Darauf beziehen sich Kester et al. (2001) und beschreiben, dass konkrete Informationen zu einer bestimmten Handlung im Tun gegeben werden müssen, sogenannte **„Just in time"-Informationen**. Das Vermitteln von theoretischem Wissen ist zwar wichtig, aber beim Erwerb von Fertigkeiten nachrangig. Dieser Übergang vom geistigen zum skillbasierten Lernen wird als **systematischer Lernzyklus**, als „Circle of Learning" dargestellt (Laerdal Medical, 2022). Der Kompetenzerwerb wird dabei in fünf Schritten beschrieben. Im ersten Schritt soll der **theoretische Wissenserwerb** stattfinden. Darauf aufbauend werden mithilfe von Task Trainern oder Mannequins **Skills** trainiert. Dies ist ein wesentlicher Teil der praktischen Ausbildung, welcher in den Skills Labs der Ausbildungsstätte stattfindet und eine adäquate Patientenversorgung garantiert. Im nächsten Schritt folgt die **Entscheidungsfindung**, in deren Rahmen Auszubildende lernen sollen, aufgrund geschilderter Fallsituationen Maßnahmen im Sinne der Patient*innen abzuleiten. Sind diese Phasen absolviert, kann im Anschluss der vierte Schritt, das **Simulationstraining**, beginnen. In einer „real geschaffenen Welt" können die gelernten Fähigkeiten umgesetzt werden. Den Abschluss des Lernzyklus bildet die **praktische Ausbildung** (Laerdal Medical, 2022).

Um das Wissen und die Fähigkeiten zu vertiefen, werden im Rahmen von Simulationstrainings wiederholend ähnliche Szenen eingebaut. Damit werden sogenannte **„Bottom-up"-Lernprozesse** initialisiert. Der Lernfortschritt kann durch Expert*innen mittels Debriefing (siehe dazu Kapitel 6) vertieft werden. Die persönlich erlebte Situation wird dabei gemeinsam durch Trainer*in und Auszubildende*n analysiert, etwaige Handlungsalternativen werden aufgezeigt und entwickelt (Kluge, 2016).

3.3 Theorie-Praxis-Transfer

Durch die Verlagerung der Wissensaneignung aus dem Arbeits- und Lebensalltag hin zum schulischen Lernen hat sich mit den Jahren das Problem des Theorie-Praxis-Transfers entwickelt. Die **Kluft zwischen Wissen und Handeln** wird häufig und vor allem im Gesundheitsbereich als sehr groß beschrieben. Rückmeldungen der Auszubildenden aus der Praxis zeigen oftmals auf, dass es starke Abweichungen gibt. Sie beschreiben, dass es schwer ist, diese „Kluft" zu schließen. Die **„Theorie des situierten Lernens"** versucht, dem durch die Ansätze aus der Reformpädagogik sowie der kognitiven Psychologie entgegenzuwirken. Sie basiert auf der Annahme, dass Auszubildende nur lernen, wenn sie in der Lage sind, ihr Wissen in einen neuen Rahmen zu stellen. Dies kann gelingen, indem die Lernenden eine aktive Rolle einnehmen und das Wissen kontextgebunden in ihrer Umgebung praktisch anwenden können. Die Umsetzung und Erweiterung des Wissens kann nur durch immer wiederkehrende Anwendung erfolgen. Dadurch erlangen die Auszubildenden einen größeren Erfahrungsschatz, und das Wissen über die entsprechende Situation steigt (Schröppel, 2021).

An diesem Punkt setzt die Simulation an. Durch die „geschaffene reale Welt“ ist es den Teilnehmer*innen möglich, das situierte Lernen zu durchleben. Lehrpersonen konstruieren praxisnahe Szenarien, in welchen die Akteur*innen gefordert sind, aktiv tätig zu werden. Das Lernen hängt dabei davon ab, ob die Situationen ähnlich aufgebaut sind wie die realen Herausforderungen (Schröppel, 2021). Eine Unterstützung für den Theorie-Praxis-Transfer kann die Zusammenarbeit mit den Praxisanleiter*innen sein, um adäquat auf die Veränderungen im klinischen Setting reagieren und die Herausforderungen der Praxis gezielt aufarbeiten zu können.

3.4 Erfahrungslernen

Erfahrungslernen ist ein wesentlicher Baustein im Prozess des Lernens und muss genutzt werden, um den Weg vom Neuling bis hin zum Experten, zur Expertin zu unterstützen. Wesentlich dabei ist, dass auch die **Umsetzung des Gelernten im Prozess** berücksichtigt wird und abrufbar sein muss.

Gespeichert werden Erfahrungen im sogenannten „episodischen Gedächtnis“, wo eine Verknüpfung mit sensorischen Eindrücken, Geräuschen oder Gefühlen stattfindet (Kolb, 1984, zitiert nach Katzlinger, 2008, o. S.). Dadurch ist unser Gehirn in der Lage, zur Lösung einer aktuellen Herausforderung ähnliche Situationen aus der Vergangenheit heranzuziehen. Lernende erstellen sozusagen eigene „Schablonen“ für erlebte Episoden und können diese dann situationsadäquat anwenden. Diese „Schablonen“ beinhalten die Situation, Besonderheiten, Lösungsoptionen sowie die Rahmenbedingungen und eine Bewertung. Die Erfahrungen müssen nicht zwingend positiver Natur sein. Auch negative Ereignisse können einen Lernprozess auslösen. Mit zunehmenden Erfahrungen wird nicht mehr die gesamte Situation abgespeichert, sondern nur mehr neu Erlebtes (Kluge, 2016). Auch Kolb bringt das Lernen mit Erfahrungen in Zusammenhang und definiert es „als fortlaufenden Prozess, der auf Erfahrung beruht“ (Kolb, 1984, zitiert nach Katzlinger, 2008, o. S.).

Erfahrungsbasiertes Lernen als Lernmethode besteht aus mehreren Teilen. Lernen beinhaltet die **Beschäftigung mit dem Lernstoff**, die **Reflexion**, die Vertiefung des eigenen Wissensstandes durch die **Wissensanwendung** sowie deren **Einbettung in einen weiteren Kontext**. Diese vier Elemente bilden die Basis einer Lernspirale (Kolb, 1984, zitiert nach Katzlinger, 2008, o. S.).

Die **„Experiential Learning Theory" nach Kolb** ist eine fundierte und häufig untersuchte Theorie, welche sich vor allem zur Ausbildung von Schlüsselkompetenzen eignet (Kolb, 1984, zitiert nach Fuchs & Rogmann, 2012b, S. 3). Lehrende übernehmen dabei die Rolle der*des Lernbegleiter*in mit der Aufgabe, eine motivierende Lernumgebung zu schaffen und Lernmaterialien bereitzustellen, die selbstständiges Arbeiten einfordern. Der Lernerfolg wird durch realitätsbezogene Problemstellungen, aktive Teilnahme und Reflexion erreicht (Fuchs & Rogmann, 2012a).

Vier Lernphasen können in Kolbs Lernzyklus (siehe Abbildung 2) erkannt werden.

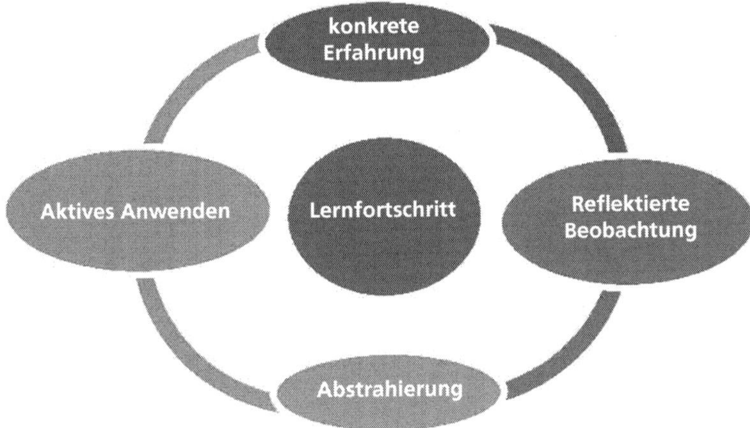

Abbildung 2: Lernzyklus nach Kolb (in Anlehnung an Kolb, 1984, zitiert nach Fuchs & Rogmann, 2012b, S. 11)

Der Zyklus beginnt mit einer konkreten Erfahrung. Diese Erfahrung ist das Kernelement der reflektierten Beobachtung. Durch die Reflexion der Situation und Verknüpfung mit dem vorhandenen Wissen kommt es zu neuen Erkenntnissen. Im weiteren Schritt der Abstrahierung kommt es zu einer kritischen Auseinandersetzung mit dem Erlebten im Kontext der bereits erlernten Modelle und Theorien. Dadurch wird für das aktive Anwenden eine Basis geschaffen und die Erfahrungen werden im episodischen Gedächtnis gespeichert. Die geschaffenen Lernsituationen ermöglichen eine aktive sowie eine experimentelle Lernerfahrung (Katzlinger, 2008).

Für ein besseres Verständnis wird nachfolgend zum Lernzyklus nach Kolb ein praktisches Beispiel angeführt:

Thema:
Legen einer peripheren Venenverweilkanüle

Lernergebnis:
Die Auszubildenden führen die Anlage eines peripheren Venenverweilkatheters selbstständig unter Berücksichtigung der hygienischen Aspekte fachgerecht durch.

Voraussetzung für das Lernen ist das theoretische Wissen zur Anlage. Ausgehend davon ist es möglich, mit den Auszubildenden die Tätigkeit am Tasktrainer zu üben (konkrete Erfahrung).
Im nächsten Schritt wird gemeinsam mit den Lernenden reflektiert, was bei der Durchführung der Anlage gut gelaufen ist und wo es Verbesserungspotenzial oder Probleme gegeben hat (reflektierte Beobachtung). Im nächsten Schritt werden die durchlebten Erfahrungen aus dem Skills Training mit den Theorien zur Anlage des peripheren Venenverweilkatheters in Verbindung gebracht und kritisch reflektiert. In diesem Zusammenhang sollen die Auszubildenden Handlungsoptionen für eine neuerliche Durchführung entwickeln (Abstrahierung). Werden Lernende zukünftig mit der Anlage eines peripheren Venenverweilkatheters konfrontiert, können sie die neu erarbeiteten Handlungsweisen anwenden (aktives Anwenden).

Auch im Simulationstraining findet man die einzelnen Phasen des Lernzyklus nach Kolb wieder. Die Auszubildenden erhalten eine konkrete Aufgabe und führen diese nach bestem Wissen aus. Anschließend werden die Erfahrungen kritisch reflektiert und in Verbindung mit dem theoretischen Hintergrundwissen ergeben sich neue Handlungsoptionen (Re-framing).

3.5 Single-Loop Learning und Double-Loop Learning

Lernprozesse wurden früher nach dem Prinzip des „Single-Loop Learning" gestaltet: Fehler waren unerwünscht, durften nicht gemacht werden, und die Lernenden erhielten ein strenges Feedback. So war es auch in den Anfängen des Simulationstrainings in der Medizin. Den Teilnehmer*innen wurde mit Nachdruck vermittelt, dass sie alles richtig machen müssten. Platz für Fehler gab es nicht. Warum es zu den Fehlern kam, war nicht wesentlich, und der Erfolg von Simulation als Lernmethode blieb aus. Dies zeigte sich auch daran, dass die Fehlerquote in der Praxis nicht sank (Bernd, 2021; Kluge, 2016).

Dem gegenüber steht das Prinzip des „Double-Loop Learning", welches die Betrachtungsweise erweitert, indem es Systeme und Regeln hinterfragt. Das Infragestellen von Werten und Normen führt zu Verhaltensveränderungen. Beim „Double-Loop Learning" schlüpfen die Lehrenden in eine Beobachterrolle und schildern den Teilnehmer*innen nach der Durchführung ohne Wertung, welches Verhalten sie an ihnen beobachteten. Die Teilnehmer*innen erläutern ihre Gedanken dazu und geben die Beweggründe für ihre Handlungen an. Im besten Fall erkennen sie Verbesserungsmöglichkeiten selbstständig, was zu Vertiefung und einem nachhaltigen Lernerfolg führt. Konstruktiv wird angesprochen, welche Handlung die erwartete gewesen wäre (Bernd, 2021; Kluge, 2016). Werden Handlungen im Team erstmalig durchgeführt und kann nicht auf Erfahrungen zurückgegriffen werden, ist es von wesentlicher Bedeutung, dass **tiefes Lernen** initiiert wird. Durch das **Hinterfragen von Handlungen und Prozessen** können Fehlerquellen nachhaltig eliminiert werden (Bernd, 2021).

Die wichtigsten Informationen zum Kapitel Lerntheorien werden im folgenden Factsheet zusammengefasst.

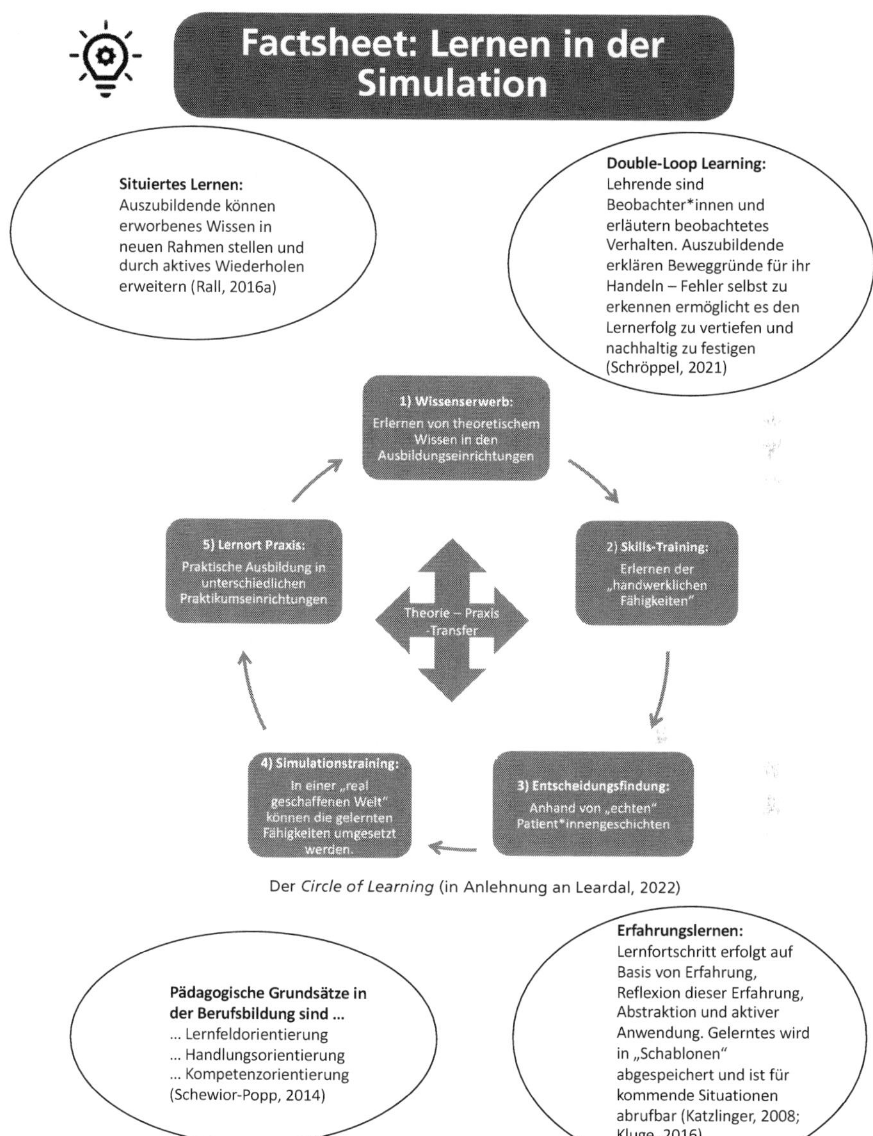

Abbildung 3: Factsheet Lernen in der Simulation

Die angeführten Lerntheorien erklären den Lernerfolg in der Simulation.

Zusätzlich zu den Lerntheorien sind auch pädagogische Grundsätze der beruflichen Bildung zu berücksichtigen. Diese sind Lernfeldorientierung, Handlungsorientierung und Kompetenzorientierung, auf welche in Kapitel 4 näher eingegangen wird.

4 Pädagogische Grundsätze in der beruflichen Bildung

Wird über Ausbildungen im beruflichen Kontext gesprochen, können drei Grundsätze in der Pädagogik dargestellt werden: die Lernfeldorientierung, die Handlungsorientierung und die Kompetenzorientierung. Diese drei Bereiche unterstützen Auszubildende, ihre Qualifizierung für den angestrebten Beruf zu erreichen. Sie müssen ineinandergreifen und können nicht getrennt oder einzeln betrachtet werden. Alle Aspekte werden benötigt, um die gesetzlich geregelten beruflichen Kompetenzen zu erreichen (Schewior-Popp, 2014).

4.1 Kompetenzorientierung

In der Literatur wird der Kompetenzbegriff unterschiedlich beschrieben. Schewior-Popp (2014, S. 4) definiert ihn als „Lernerfolg in Bezug auf den einzelnen Lernenden und seine Befähigung zu eigenverantwortlichem Handeln in beruflichen, gesellschaftlichen und privaten Situationen". Sie bezieht sich in dieser Erklärung nur auf eine einzelne Person und lässt den Kompetenzgewinn bzw. die Weiterentwicklungsmöglichkeiten unbeachtet. Ausgehend von den Ansprüchen der gesetzlichen Ausbildungsverordnungen ist diese Definition des Kompetenzbegriffes unzureichend. Weinert (2001) geht deutlich weiter und definiert Kompetenz als

> „die bei Individuen verfügbaren oder durch sie erlernbaren kognitiven Fähigkeiten und Fertigkeiten, um bestimmte Probleme zu lösen, sowie die damit verbundenen motivationalen, volitionalen und sozialen Bereitschaften und Fähigkeiten, um die Problemlösungen in variablen Situationen erfolgreich und verantwortungsvoll nutzen zu können." (Weinert, 2001, S. 27)

Kompetenzorientierung spielt im hochschulischen, schulischen und beruflichen Kontext eine große Rolle. Für die spätere Berufsausübung wird der Erwerb von Kompetenzen und nicht nur der reine Wissenserwerb gefordert. Um Kompetenzen entwickeln zu können, sind unterschiedliche Faktoren wie Fähigkeiten, Wissen, Verstehen, Können, Handeln, Erfahrung und Motivation notwendig, welche miteinander verknüpft werden müssen (Benner, 2017; Schewior-Popp, 2014; Weinert, 2001). Um mit Simulation einen Kompetenzzuwachs zu erreichen, müssen die Szenarien von den Lehrenden an das Ausbildungsniveau der Zielgruppe angepasst werden.

4.2 Handlungsorientierung

Die Handlungsorientierung fokussiert darauf, neben reiner Wissensvermittlung auch praktisches Handeln in die Lehre zu implementieren. Wesentlich hierbei ist der Austausch zwischen den Auszubildenden und den Pädagog*innen hinsichtlich der erwarteten Handlungen sowie der Handlungsergebnisse (Jank & Meyer, 1991). Handlungsorientierter Unterricht soll Auszubildende befähigen, selbst aktiv zu werden und mit allen Sinnen zu lernen (Sahmel, 2015).

Im Bereich der Gesundheitsberufe kommt der Handlungsorientierung besondere Bedeutung zu. Sie bestimmt das berufliche Tun, aber auch die Arbeit der Pädagog*innen im Lernkontext (Schewior-Popp, 2014). Handlungsorientierung führt zu professionellem Handeln, welches gekennzeichnet ist durch Absicht, Planung, Reflexion und Begründung der Tätigkeit. Diese Aspekte müssen im Rahmen von Simulationstrainings unter Beweis gestellt werden.

4.3 Lernfeldorientierung

Die Veränderungen in der Gesellschaft, welche auch das Gesundheitswesen betreffen, machen es notwendig, diese Veränderungen auch curricular abzubilden. Diese Entwicklung fordert eine **Neuorientierung der Lernformate**, welche sich an Lernfeldern orientieren. So wurde durch die Berufsbildungsforschung gefordert, dass die Lehre einen klaren Praxisbezug haben und handlungsorientiert sein müsse (Hörmann & Vollstädt, 2009).

Aus den Anforderungen des Berufes werden im Laufe der Ausbildung die Inhalte an sogenannte Lernfelder angepasst. Innerhalb dieser Lernfelder wird von den Lehrenden erwartet, sogenannte Lernziele/Lernergebnisse zu definieren (Schewior-Popp, 2014). Bei der Simulation **kreieren Lehrende Szenarien** zu diesen Lernfeldern. Ein solches Lernfeld wäre die interdisziplinäre Zusammenarbeit, welche von der WHO als grundlegend für die Bewältigung der zentralen Herausforderungen im Gesundheitsbereich angesehen wird. Zu diesen zählen Multimorbidität, Personalmangel oder auch die demografische Entwicklung.

4.3.1 Constructive Alignment

Im Hochschulsektor wird die Lernzielorientierung durch das sogenannte Constructive Alignment ersetzt. Dieses hat zum Ziel, die Planung, Umsetzung und Überprüfung der Inhalte durch **aktive Strategien zur Erreichung der Lernergebnisse** zu fokussieren (Biggs & Tang, 2011).

Der Begriff „constructive" kommt aus dem konstruktivistischen Ansatz, der Student*innen zum aktiven Tun auffordert, und wurde durch John Biggs in den 1990er-Jahren als Konzept entwickelt. „Alignment" steht in diesem Kontext für die Übereinstimmung der Lehre und der Prüfung mit den geplanten Lernergebnissen (siehe Abbildung 4).

Grundsätzlich geht es darum, die Erwartungen an die Prüfung zu klären, um zwischen der Lehrperson und den Student*innen ein einheitliches Verständnis zu schaffen. Vor dem Beginn der Lehrveranstaltung sollte man folgende Fragen klären: „Was trägt die Lehrveranstaltung zur Bildung der Student*innen bei?" und „Welche Aufgaben/Situationen/Anforderungen sollen sie nach der Lehrveranstaltung bewältigen können?". Ausgehend von diesen Fragen sollten die Lern-Outcomes den beruflichen und gesellschaftlichen Anforderungen entsprechend, konkret und kompetenzorientiert formuliert werden, um die Lehr- und Lernprozesse darauf abstimmen zu können. Die Planung der Lehrveranstaltung erfolgt nicht nach dem Inhalt, sondern stellt das Ergebnis des Lernprozesses in den Mittelpunkt. Am Ende sollen klare und messbare Kompetenzen definiert werden, um das Entwicklungspotenzial der Student*innen zu verdeutlichen (Biggs & Tang, 2011; Ouden & Rottlaender, 2017). Prüfungsrelevant dürfen nur Inhalte sein, welche in der Lehrveranstaltung gelehrt wurden, und sie müssen die Handlungskompetenz der Student*innen berücksichtigen. Für den Lernerfolg ist die Lernumgebung ebenso von Bedeutung und muss in der Planung mitgedacht werden.

Zusammenfassend kann man festhalten, dass für die Schaffung des Constructive Alignments folgende Voraussetzungen gegeben sein müssen: die **Anpassung der Lehrplanung an die Aktivtäten der Student*innen**, die Schaffung einer **aktivierenden und motivierenden Lernumgebung** sowie eine **an das Niveau angepasste Beschreibung der Lernergebnisse** (Biggs & Tang, 2011; Wildt & Wildt, 2012).

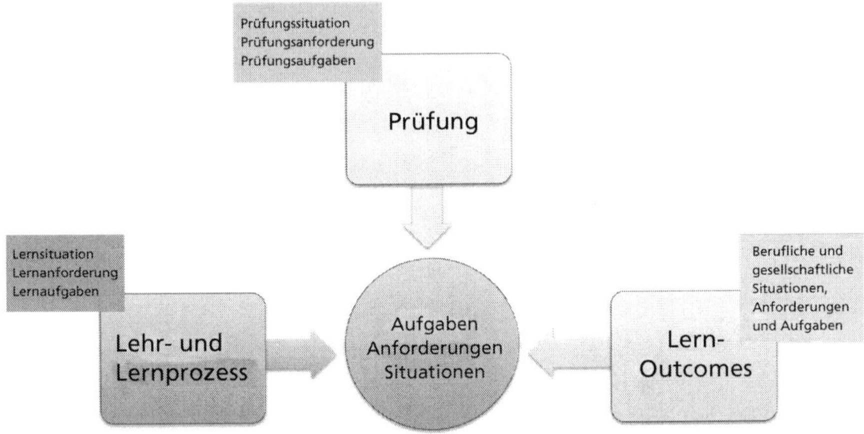

Abbildung 4: Constructive Alignment (in Anlehnung an Wildt & Wildt, 2012)

Folgende Formulierungstipps können Ihnen in der Praxis Unterstützung bieten:

Thema:
Legen einer peripheren Venenverweilkanüle

Tipps für die Formulierung des Lernergebnisses:

- Denken Sie in Handlungen, Situationen oder Kontexten.
- Fokussieren Sie **nicht** den Inhalt, sondern den Anwendungsbezug.
- Beschreiben Sie, was ein*e Student*in am Ende an beobachtbarem Verhalten zeigen wird.
- Formulieren Sie praxisrelevant, situationsbezogen, problemorientiert.

Lernergebnis:
Die Auszubildenden führen die Anlage eines peripheren Venenverweilkatheters selbstständig unter Berücksichtigung der hygienischen Aspekte fachgerecht durch.

„Handlung" beschreibt hier die Anlage des peripheren Venenverweilkatheters.
Denken Sie anwendungsbezogen (Vorbereitung/Durchführung/Nachsorge).
Der*die Student*in führt die Anlage des peripheren Venenverweilkatheters fachgerecht, selbstständig und unter Berücksichtigung der hygienischen Aspekte durch.

4.3.2 Constructive Alignment & Simulation

In der Planung und Umsetzung des Simulationstrainings müssen vorab **detaillierte Lernergebnisse formuliert** werden, um die Simulation zielorientiert gestalten, planen und durchführen zu können (Schewior-Popp, 2014). Der Fokus der Planung muss auf die zu erwerbenden Kompetenzen sowie den*die Lernende*n gelegt werden. Entscheidend sind dabei die Fragen: „Wie kann der*die Lernende diese Kompetenzen erreichen?" „Wie kann die Handlungsfähigkeit überprüft werden?"

Dies bedeutet, dass die **Lernergebnisse**, die sogenannten „Learning Outcomes", **anhand von Kompetenzen formuliert** werden müssen, um nach der Vermittlung die Performance (Handlungsfähigkeit) überprüfen zu können (Ouden & Rottlaender, 2017). Diese unterstützen die Lehrenden dabei, die Auszubildenden durch das Szenario zu leiten. Diese können durch gezielte Aufforderung in die geplante Richtung gelenkt werden, um die Lernergebnisse zu erreichen (siehe Kapitel 5.2). Auf diese Weise kann die Simulation jeglichem Anspruch des Constructive Alignement gerecht werden. Auch wenn im Lehr- und Lernsetting die klassische Prüfung per se nicht durch die Simulation stattfindet, wird doch durch die Performance der Student*innen die berufliche Handlungskompetenz beobachtet sowie im Debriefing im Detail nachbesprochen.

Im anschließenden Kapitel sollen die Möglichkeiten der Umsetzung und Implementierung von simulationsbasierter Lehre praxisnahe beschrieben werden.

5 Umsetzung von Simulation

Wie aus den vorhergehenden Kapiteln zu entnehmen ist, hat die Simulation als Lehr- und Lernmethode in der Ausbildung von Gesundheitsberufen viele Vorteile. Sie erfordert eine große Bereitschaft und aktives Tun von den Auszubildenden, wodurch die beruflichen Handlungskompetenzen maximal gefördert werden können (Kirsten & Kagermann, 2018).

Entschließt sich eine Ausbildungsstätte, Simulation zu integrieren, müssen neben den Vorteilen weitere Aspekte berücksichtigt werden. Zeitliche Ressourcen, die curriculare Verankerung, die räumliche sowie technische Ausstattung und personelle Ressourcen dürfen nicht außer Acht gelassen werden. Auf den folgenden Seiten erfahren Sie, welche Planungsaspekte und Voraussetzungen zur Implementierung berücksichtigt werden müssen.

5.1 Allgemeine Voraussetzungen und Rahmenbedingungen

Ein wesentlicher Grundpfeiler in der Ausbildung von Gesundheitsberufen ist die Ausbildung in der Praxis, welche es den Auszubildenden ermöglicht, ihre praktischen Fähigkeiten direkt an Patient*innen zu erlernen und zu verbessern. Im Durchschnitt verbringen Auszubildende in Gesundheitsberufen 2000–2300 Stunden in der praktischen Ausbildung. Um sie auf die Praxis vorzubereiten, werden neben theoretischem Wissen auch Fähigkeiten und Fertigkeiten in den Skills Labs trainiert. Das **Erlernen und Üben einzelner Skills gilt als Grundvoraussetzung** für ein erfolgreiches Simulationstraining. Die Auszubildenden müssen die Chance haben, diese Skills mindestens einmal durchzuführen, damit sie in weiterer Folge im Simulationstraining gezielt und situationsspezifisch eingesetzt werden können. Simulation bedeutet eine bewusste Auseinandersetzung mit den Lernergebnissen bzw. Lernzielen vor der Erstellung der Szenarien, um die Auszubildenden nicht zu überfordern. Die Erfahrung zeigt: „Weniger ist mehr …“ Prüfen Sie, welche theoretischen Inhalte und Skills vermittelt bzw. geübt wurden, um das Training dem jeweiligen Ausbildungsstand anpassen zu können (Kirsten & Kagermann, 2018). Klären Sie, welche

Simulatoren eingesetzt werden sollen (z. B. Simulationspatient*innen vs. Mannequins). Unterschiedliche Requisiten wie Perücken, Kunstblut, aber auch technische Utensilien und Kommunikationshilfsmittel wie Pager oder ein Telefon helfen dabei, im Szenario Realitätsnähe zu erreichen (Moran et al., 2018).

Zusätzlich geht es darum, die entsprechenden **Räumlichkeiten** zu planen. Die Rahmenbedingungen können wesentlich zum Erfolg einer Simulation beitragen, diese aber auch gefährden (Hackstein, 2016b). Die in den folgenden Kapiteln angeführten notwendigen Voraussetzungen sind eng miteinander verbunden und greifen teilweise ineinander über; dennoch wurde versucht, sie einzeln zu beschreiben.

5.1.1 Räumliche Voraussetzungen

Für eine Simulation mit Video-Audio-System werden in der Regel drei Räume benötigt: Der erste Raum ist der Simulationsraum; hier soll das Szenario durchgeführt werden. Der zweite Raum dient den Lehrenden als Steuerungsraum (Kontrollraum), während der dritte als Beobachtungs- und Debriefing-Raum genutzt wird. Im besten Fall liegen die Räume nah beieinander, um lange Wege zu vermeiden.

Beim **Simulationsraum** handelt es sich um ein Skills Lab oder einen Praktikumsraum der Ausbildungsstätte, welcher mit Kameras ausgestattet sein sollte. Die Ausstattung des Simulationsraums sollte der täglichen Arbeit entsprechen und die Realität bestmöglich wiedergeben. Zusätzlich sollten die Task Trainer bzw. Mannequins sowie ein Audio- und Videosystem vorhanden sein, mit dem die Übertragung in den Beobachtungsraum stattfindet (Hackstein, 2016b).

Der **Steuerungsraum** wird von den Trainer*innen bzw. Pädagog*innen genutzt, um die Simulatoren zu steuern. Er ist mit den Steuerelementen für die Simulatoren sowie mit Bildschirm(en), über welche die Übertragung läuft, ausgestattet. Im besten Fall befindet sich der Steuerungsraum in unmittelbarer Nähe zum Simulationsraum, um ein effizientes Arbeiten zu ermöglichen.

Durch das Audio-Video-System wird eine Live-Übertragung aus dem Simulationsraum in den **Beobachtungs- und Debriefing-Raum** übertragen. Dort findet in der Regel das Debriefing nach der Durchführung des Szenarios statt. Die Ausstattung entspricht einem Seminarraum mit Tischen und Stühlen. Runde Tische oder eine passende Tischanordnung im Debriefing-Raum helfen bei der Diskussion und fördern die Kommunikation. Das Tragen von Praktikumskleidung macht das Szenario noch realistischer und hilft den Teilnehmer*innen, eine professionelle Haltung einzunehmen (Wickers, 2010).

5.1.2 Technische Voraussetzungen

Die notwendige Technik ist abhängig vom Simulationssetting und vom gewählten Szenario. Für die Simulation eines Notfalls wird eine andere Technik benötigt als für die Simulation einfacher Handlungen in der Grundausbildung eines Gesundheitsberufs. Wichtig zu wissen ist, dass die Technik nicht Voraussetzung für den Lernerfolg der Teilnehmer*innen ist (Hackstein, 2016b). Auch mit wenig, aber gut eingesetzter Technik und Improvisation ist es möglich, erfolgreiche Simulationstrainings durchzuführen. Zur Trainingstechnik zählen dabei neben den verwendeten Simulatoren und Task Trainern auch das Equipment, Hilfsmittel und Utensilien, die zur Lösung des Szenarios beitragen.

Folgendes gilt es laut Hackstein (2016b) grundsätzlich zu beachten:

- **Die Trainingstechnik muss der Technik der täglichen Arbeit entsprechen.**
  Das bedeutet: Wenn es zur täglichen Arbeit gehört, den Blutdruck der Patient*innen zu ermitteln, sollte dies auch in der Simulation möglich sein. Werden passive Übungen zur Förderung der Beweglichkeit durchgeführt, muss der Simulator diese Funktion erfüllen. Wenn nicht, ist es notwendig, eine*n Schauspielpatient*in für dieses Szenario einzuplanen.
- Zur **Auswertung** des Szenarios sollten **Bild, Sprache und Daten** aufgezeichnet werden.
  Durch die Verwendung eines Audio- und eines Videosystems wird die Voraussetzung dafür geschaffen, dass die Auszubildenden sich mit dem Simulator alleine im Raum aufhalten. Dadurch wird eine realitätsnahe Simulation ermöglicht. Die Kameras sollten so platziert werden, dass sie primär nicht sichtbar sind und von den Teilnehmer*innen nicht als störend empfunden werden. Ebenso sollte es möglich sein, das Ge-

spräch zwischen Patient*in und Auszubildenden zu übertragen. Die Übertragung ermöglicht es den Beobachter*innen, das Szenario inklusive Dialog zeitgleich mitzuverfolgen. Im Debriefing kann zur Auswertung auf das aufgezeichnete Material zurückgegriffen werden.
- **Die Aufzeichnungstechnik darf das Szenario nicht beeinflussen.** Die **Bedienung** des Audio- und des Videosystems muss **einfach und sicher möglich** sein.
- Lehrende, die Simulationstrainings durchführen, müssen in der Anwendung des verwendeten Systems eingeschult sein (Hackstein, 2016b).

Ausgehend von den Anforderungen an die Simulationstechnik empfiehlt es sich, Offerte unterschiedlicher Anbieter*innen einzuholen. Auch wenn die Anschaffungskosten im ersten Moment abschreckend wirken können – die Investition lohnt sich.

5.1.3 Personelle Voraussetzungen

Bevor in einer Institution mit Simulation gestartet werden kann, braucht es im Team ein **einheitliches Verständnis** dafür. Die vorhandenen Räume und technisches Equipment helfen nicht, wenn die Lehrenden sie nicht verwenden. Die Leitung der Ausbildungsinstitution ist gefordert, Ressourcen innerhalb des Teams für Aus-, Fort- und Weiterbildung zu schaffen. Notwendig ist außerdem die Entwicklung einer Simulationskultur im Team, für die Rahmenbedingungen geschaffen werden müssen. Die Lehrenden benötigen Zeit, um Sicherheit im Handeln zu erlangen, die Szenarien zu entwickeln und ihre Fähigkeiten hinsichtlich des Debriefings zu optimieren.

Um den Anforderungen der Simulation gerecht zu werden, darf auch der erhöhte **Personalbedarf** nicht vernachlässigt werden. Für das Simulationstraining werden immer zwei Lehrpersonen benötigt. Eine Lehrperson übernimmt die Rolle der*des Patient*in und die andere übernimmt die Rolle der*des Beobachter*in und leitet im Anschluss das Debriefing. Der erhöhte Personalbedarf muss in der Planung berücksichtigt werden (Kirsten & Kagermann, 2018).

Rolle der Lehrperson in der Simulation

In der Durchführung der Simulation übernehmen die Lehrenden eine Schlüsselrolle. Angefangen mit der Erstellung eines Szenarios bis hin zum Debriefing unterstützen sie die Auszubildenden bei ihrem Lernerfolg. Grundvoraussetzung dafür ist Basiswissen, aber auch die innere Überzeugung, dass die Simulation als Lehrmethode Nutzen bringt (Gügel & Kern, 2021).

Zu den Hauptaufgaben der Lehrenden in der Simulation gehört es, die Lernziele und erwarteten Ergebnisse im Kontext einer möglichst realen Situation auf das Lern- und Erfahrungsniveau der Auszubildenden abzustimmen. Dafür ist es notwendig, eine **lernfördernde Umgebung** zu schaffen, in der die Teilnehmer*innen keine Angst vor negativen Folgen oder Versagen haben (Kerres et al., 2021; Schröppel, 2021; Schwermann & Loewenhardt, 2021). Ebenso obliegt den Lehrenden die **Entwicklung der Szenarien**, die **Betreuung der Simulation** (im Rahmen der Durchführung) sowie die **Gestaltung des Debriefings**. Es geht nicht mehr – wie in der traditionellen Rolle – darum, richtige Lösungen aufzuzeigen oder etwas vorzuzeigen. Der*die Lehrende in der Rolle als Lernbegleiter*in hat die Aufgabe, den **Gesamtüberblick** über den Ablauf zu behalten und, wenn notwendig, steuernd einzugreifen. Die Teilnehmer*innen werden angeleitet und durch spezielle Reflexions- und Auswertungsschritte dabei unterstützt, ihr Ziel zu erreichen (Hackstein, 2016c).

Mit ihrer Haltung fördern oder hemmen Lehrende Vertrauen sowie Kommunikation und beeinflussen so die Begeisterung der Teilnehmer*innen. Respektvoller Umgang untereinander und Bewusstsein in Bezug auf die Lernprozesse ermöglichen den individuellen Fortschritt der Lernenden. Ein wesentlicher Aspekt bei der Simulation ist, dass **Fehler Ansatzpunkte für Lernprozesse** darstellen. In der Simulation werden diese von den Lehrenden aufgegriffen, um den Teilnehmer*innen eine Lernerfahrung zu ermöglichen. Dabei nehmen sie eine moderierende Rolle ein, um den Teilnehmer*innen die Chance zu geben, **Erfahrungen selbst zu durchleben** und einen **eigenen Lösungsweg** zu finden. Fehler in der Durchführung werden erwartet, da der Grundsatz gilt, dass Menschen in ihrer Entwicklung Fehler machen – nicht mit Absicht, sondern weil die Teilnehmer*innen es zu diesem Zeitpunkt nicht besser wussten oder konnten. Bei Rückschlägen gilt es, wieder neu zu beginnen und die Teilnehmer*innen zu motivieren. Dafür werden Handlungen, die bereits richtig durchgeführt wurden, positiv hervorgehoben. Nichtsdestotrotz ist es notwendig, nicht jede Lösung als richtig zu akzeptieren. Eine kritische, konstruktive Haltung der Lehrenden ist gefordert, um den Auszubildenden zu helfen, ihre Erkenntnisse und Erfahrungen einzuordnen (Hackstein, 2016c; Kerres et al., 2021). Die Unterstützung bei der Entwicklung von Problemlösefähigkeit, kritischem Denken und dem Clinical Reasoning erfordert eine Überprüfung der Performance. Dies erfolgt im Debriefing durch die Reflexion des eigenen Handelns und ermöglicht es den Lehrenden, den Lernerfolg sicherzustellen (Schröppel, 2021). Kreativität und Begeisterung für Neues unterstützen die Lehrenden dabei, erfolgreiche Simulationstrainings umzusetzen. Empathie und eine wertschätzende Grundhaltung sind ebenso Eigenschaften, welche die Lehrenden mitbringen müssen.

Fachliche Anforderungen

Um attraktive und komplexe Lernsituationen zu gestalten, benötigen Lehrende in der Simulation neben einem grundlegenden Verständnis für Technik auch **ausreichende Fachkompetenz** in dem Bereich, in dem die Simulation als Lehrmethode eingesetzt wird. Das heißt, die Lehrenden müssen in der Lage sein, Relevanz, Reliabilität und Validität der geplanten Szenarien einzuschätzen. Diese sollen die alltägliche Arbeitswelt der Teilnehmer*innen wiedergeben, um einen positiven Lerneffekt zu erzielen. Die Wahl der Lehrenden erfolgt abhängig vom Einsatzfeld und vom Lernfeld, in welchem die Simulation eingesetzt wird. So wird z. B. kein*e Physiotherapeut*in im Bereich der Geburtshilfe realitätsnahe Szenarien planen können oder umgekehrt.

Neben fachlichem Wissen müssen die Lehrenden zusätzlich mit der Verwendung der **Simulationstechnik vertraut** sein. Die Bedienung etwaiger Video- und Audiotechniken sowie der Einsatz von Debriefing-Geräten sollten ebenso klar sein. Die Anforderungen reichen von der Installation bis zur Bedienung und Fehlerbehebung (Hackstein, 2016c). Eine spezifische Simulationsausbildung, Kurse oder Fortbildungen helfen den Lehrenden, sich in der Welt der Simulation besser zurechtzufinden, und sind vor allem für Einrichtungen, die neu mit der Simulation beginnen, von wesentlicher Bedeutung.

Vor allem die technischen Anwendungen gestalten sich häufig als Herausforderung. Die Bedienung unterschiedlicher Mannequins (von Low-Tech bis High-Tech Fidelity, Zusatzequipment usw.) ist in der Regel nicht der Schwerpunkt eines oder einer Lehrenden im Gesundheitsbereich. Wird die Ausstattung angekauft, sollte sie auch verwendet und eingesetzt werden. Häufig ist es ein Learning-by-doing-Prozess, der unbedingt die Unterstützung der Einrichtung sowie technische Unterstützung durch IT-Expert*innen benötigt. Zusätzlich herausfordernd wird es, wenn Equipment von unterschiedlichen Firmen angeschafft wird und die Lehrenden sich daher in diverse Ausstattungen einarbeiten müssen.

Für die Handhabung der Simulationsmannequins und der Audio- sowie Videosysteme gibt es **Unterstützung der Firmen**. Die Notfallnummern sollten für etwaige Zwischenfälle gesammelt griffbereit verfügbar sein. Eine Person im Team als **Ansprechpartner*in für technische Fragestellungen** zu nominieren, die auch die Kommunikation mit den technischen Firmen übernimmt, ist empfehlenswert (Moran et al., 2018).

5.1.4 Organisatorische Voraussetzungen

Um die Lehrmethode der Simulation authentisch zu leben, braucht es eine Organisationskultur, die Fehler zulässt. Im Sinne des Sprichworts „Dein bester Lehrer ist dein letzter Fehler“ muss innerhalb der Institution eine Fehler- und Simulationskultur wachsen können. Dazu gehört auch, dass alle Einzelheiten, die bei der Durchführung sowie im Debriefing besprochen werden, im **geschützten Rahmen** bleiben sollten. Die Auszubildenden sind angehalten, sich und ihren Kolleg*innen Raum und Zeit für Fehler zu geben, um Unsicherheit und Ängsten entgegenzuwirken. Die Videoaufnahmen werden ausschließlich im Rahmen des Debriefings verwendet und nach dem Simulationstraining gelöscht.

Das Eintauchen in das Simulationstraining durch die Student*innen braucht Zeit und vor allem Kontinuität, welche durch eine fixe Implementierung über die gesamte Ausbildungsdauer erreicht werden kann (Kirsten & Kagermann, 2018). Sinnvoll erscheint es, die Simulationstrainings **an den Praktika auszurichten**, um auf diese Weise den Theorie-Praxis-Transfer zu unterstützen.

Möchte eine Institution Simulation einführen, bedarf es einer strukturierten, durchdachten und zielorientierten **Verortung im Lehrplan**. Dabei muss festgelegt werden, welches Stundenausmaß dafür aufgewendet und in welchen Lehrveranstaltungen die Simulation stattfinden soll. Die benötigte Anzahl von zwei Lehrpersonen für die Durchführung der Simulation muss mitbedacht werden. Zusätzlich müssen Zeitfenster geschaffen werden, die den Auszubildenden die Möglichkeit bieten, vorab gelernte Skills zu festigen.

5.2 Szenarienplanung und -entwicklung

Die Planung der Szenarien ist neben dem Debriefing die anspruchsvollste didaktische Aufgabe. Um ein Simulationstraining strukturiert durchführen zu können, werden die Simulationsdesigns vorab genau geplant und verfasst (Schwermann & Loewenhardt, 2021).

Bei einem Simulationsdesign oder Szenario handelt es sich um einen realistischen und realitätsnahen Fall. Je nach dem gewünschten Lernergebnis können einfache oder komplexe Situationen dargestellt werden. Der Fall muss **lösbar, schlüssig und realistisch** sein, um den Lernzuwachs bei den Teilnehmer*innen zu fördern und Lernprozesse auszulösen (Regener, 2016b).

Die Entwicklung eines Szenarios ist ein Prozess, der mit der **Festlegung des Outcomes** sowie mit der **Feststellung des Kompetenzniveaus der Teilnehmer*innen** beginnt (Moran et al., 2018). Ziel und Zweck des Trainings werden vorab definiert und das Szenario wird bewusst dahingehend ausgerichtet und konzipiert (Regener, 2016a). Mitgedacht werden müssen neben Patientenreaktionen bei geplanter Therapie auch unerwartete Maßnahmen durch die Teilnehmer*innen. Um den Lernerfolg sicherzustellen, sind **Hilfestellungen** („life saver“) einzuplanen, die bei Fehlverhalten der Teilnehmer*innen zum Einsatz kommen, um dennoch die Erreichung der Lernergebnisse zu ermöglichen (Regener, 2016b).

Es gibt die Möglichkeit, Simulationsdesigns online zu beziehen (z. B. von der National League for Nursing) oder eigene Szenarien, abgestimmt auf das Leistungsniveau und die Kenntnisse der Auszubildenden, zu entwickeln (Moran et al., 2018). Welche Aspekte es dabei zu berücksichtigen gilt, wird in den nächsten Kapiteln erläutert.

5.2.1 Situationsanalyse

Bevor ein Szenario geschrieben wird, ist eine Analyse der vorliegenden Gegebenheiten durchzuführen. Dazu gehört die Abklärung von:

- **Zielgruppe**
  Es geht um Fragen wie:
  - Wer sind die Teilnehmer*innen?
  - Wie sind der Ausbildungsstand und das Kompetenzniveau der Gruppe?
  - Handelt es sich um ein multidisziplinäres Training und kennen sich die Teilnehmer*innen bereits?
  - Sind die Teilnehmer*innen mit der Methode der Simulation vertraut?
  - Ist das Szenario praxisnahe/realitätsnahe?
- **Zielsetzung**
  - Was ist der Grund für das Simulationstraining?
  - Was soll durch das Simulationstraining erreicht werden?
  - Worin bestehen die Lern-Outcomes?
- **Technische Ausstattung**
  Vor der Konzeption eines Szenarios muss beachtet werden, welches technische Equipment zur Verfügung steht. Abhängig davon sind manche Szenarien umsetzbar, andere vielleicht nicht. Fragen, die es dabei zu beantworten gilt, sind unter anderem:
  - Welches Mannequin wird benötigt (Simulator High oder Low Fidelity)?
  - Wird weiteres technisches Equipment benötigt und ist dieses vorhanden (z. B. Monitor, Defibrillator, Telefon ...)?
  - Sind Audio- und Videosystem installiert und sind diese funktionsfähig und upgedatet?
- **Räumliche Ausstattung**
  Die Notwendigkeit, mehrere Räume zu benutzen, erfordert es, auch diesen Punkt vorab zu klären. In den meisten Fällen gibt es nur verein-

zelte Räume, die für die Simulation geeignet und mit dem Audio- und Videosystem ausgestattet sind.
  - Stehen ausreichend Räume zur Verfügung?
  - Ist die Größe der Räume geeignet für das Vorhaben?
  - Sind die Räume entsprechend den Erfordernissen des geplanten Szenarios eingerichtet?
- **Personelle Ausstattung**
  - Sind für den Zeitraum zwei Lehrpersonen verfügbar?
  - Ist eine weitere Person, z. B. als Simulationspatient*in, erforderlich?
- **Zeitliche Ressourcen**
  Hier gilt es zu beachten, wie lange die Auszubildenden für die Lösung der Aufgabe benötigen werden. Je nach der Zeit, die zur Verfügung steht, können während eines Simulationstrainings ein oder mehrere Szenarien durchgeführt werden. Die Szenarien unterscheiden sich – abhängig von Komplexität, Erfahrung der Gruppe usw. – in ihrer Länge. Zusätzlich ist für die Planung die Zeit einzuberechnen, die für das Debriefing notwendig ist.
  - Wie lange brauchen die Teilnehmer*innen für die entsprechenden Szenarien?
  - Wie viel Zeit wird ca. für das Debriefing benötigt?
  - Wie viele Szenarien können im geplanten Zeitraum durchgeführt werden?

Mit der Beantwortung dieser Fragen wird eine Grundlage für die Planung des Szenarios geschaffen. Erst wenn analysiert ist, für wen die Simulation geplant wird und welche Möglichkeiten durch die technische Ausstattung gegeben sind, kann ein geeignetes Szenario entwickelt werden.

5.2.2 Lernergebnisdefinition

Im nächsten Schritt geht es darum, Lernergebnisse festzulegen. Die Inhalte und Ziele der Lehrveranstaltung geben einen groben Plan für die Simulation vor und beeinflussen die angestrebten Lernergebnisse. Diese helfen dabei, das Niveau und den Fokus des Trainings zu klären (Regener & Hagemann, 2016).

Die gewählten Ergebnisse müssen den curricularen Vorgaben entsprechen. Das Level der Lehrveranstaltung leitet die Erwartungen an die Teilnehmer*innen, und die Inhalte sind in Abstimmung mit dem Ausbildungsstand zu wählen. Dadurch wird sichergestellt, dass sich die Teilnehmer*innen während der Simulation nicht überfordert, unbehaglich oder ängstlich fühlen und an Selbstbewusstsein verlieren (Moran et al., 2018). Besteht keine Klarheit darüber, was mit der Simulation erreicht werden soll, kann diese nicht den gewünschten Effekt erzielen. Bei der Formulierung der Lernergebnisse sollte daher darauf geachtet werden, dass diese SMART (spezifisch, messbar, anspruchsvoll, realistisch, terminiert) formuliert sind, um sie im Debriefing gezielter bearbeiten zu können (Regener & Hagemann, 2016).

Man unterscheidet in der Simulation generelle Ziele und überprüfbare Leistungsergebnisse. Während **generelle Ziele**, wie die Betreuung von Patient*innen mit respiratorischer Insuffizienz, den Teilnehmer*innen mitgeteilt werden sollen, werden die **Leistungsergebnisse**, wie z.B. das Erkennen von Atemnot oder das Hochstellen des Kopfendes des Bettes, vorab nicht kommuniziert (Moran et al., 2018).

Um die Lernergebnisse SMART formulieren zu können, bietet es sich an, bei der Formulierung folgende Fragestellungen zu beachten:

- Ist das zu erreichende Lernergebnis genau beschrieben?
- Werden Verhaltensindikatoren angegeben, an denen die Leistung gemessen werden kann?
- Unter welcher Bedingung soll das Verhalten gezeigt werden?
- Bis zu welchem Punkt gilt das gezeigte Verhalten als akzeptabel?

5.2.3 Aufgabenstellung und Komplexität

Eine erfolgreiche Simulation verlangt nach einer spezifischen Bearbeitungssituation. Das heißt: Nachdem ein Lernergebnis festgelegt wurde, wird eine Situation hergestellt, die aus der beruflichen Realität der Teilnehmer*innen abgeleitet werden kann. Dabei kann es sich um eine Nachblutung auf einer chirurgischen Station für Auszubildende der Gesundheits- und Krankenpflege oder um eine Nachblutung auf einer Geburtenstation für auszubildende Hebammen handeln. Voraussetzung für die Akzeptanz durch die Teilnehmer*innen ist, dass diese das Training und das Thema als relevant für ihren beruflichen Alltag beurteilen (Regener & Hagemann, 2016).

Szenarien sollten weder unter- noch überfordern. **Unterforderung** bremst die Entwicklungsmöglichkeit der Auszubildenden. Die Auseinandersetzung mit den eigenen Entwicklungspotenzialen bleibt aus, wenn die zu lösende Aufgabe voll im Kompetenzniveau liegt. **Überforderung** hingegen verursacht Distress und reduziert die Aufnahmefähigkeit der Teilnehmer*innen. Das bedeutet für die Szenarienentwicklung, dass die Aufgabenstellungen anspruchsvoll, aber zu bewältigen sein sollten.

Folgende Komponenten spielen bei der Komplexität der Aufgabenstellung eine Rolle und müssen beim Konzipieren beachtet werden:

- Der fachliche Ausbildungsstand bestimmt den Schwierigkeitsgrad des Szenarios (der Leistungslevel der Teilnehmer*innen muss dafür bekannt sein).
- Sollte das Szenario eindimensional oder mehrdimensional gestaltet werden? Eindimensional bedeutet dabei, dass nur eine einzelne Aufgabe bewältigt werden muss. Mehrdimensional konzipierte Szenarien erfordern die Fähigkeit der Teilnehmer*innen, neben der ursprünglichen Aufgabe auch auf Umgebungsfaktoren adäquat zu reagieren. Dies können beispielsweise Fragen der Patient*innen, Angehörigen oder Kolleg*innen sein.
- Zusätzlich muss überlegt werden, ob nur eine bestimmte Maßnahme umgesetzt werden soll oder ob mehrere Tätigkeiten zu erfüllen sind (Aufgabenvielfalt).
- Überlegen Sie, in welchem Kontext das Szenario stattfinden soll (Kontextfaktoren). Gibt es Störfaktoren, die beachtet werden müssen (z.B. das Läuten eines Telefons, Alarmgeräusche durch Überwachungsmonitore)? Und wie soll die Umgebung gestaltet werden?
- Zu berücksichtigen ist auch die Dynamik des Szenarios. Ist es vorgesehen, einzelne in sich abgeschlossene Tätigkeiten durchzuführen, oder nimmt das Szenario einen vielleicht sogar bis zum Notfall gehenden Verlauf?

Die Komplexität ist sehr individuell und wird von den einzelnen Teilnehmer*innen unterschiedlich gesehen und eingeschätzt. Sie wird abhängig von persönlicher Voraussetzung und Wahrnehmung gewertet.

Worauf gilt es nun bei der Komplexität zu achten? Werden Szenarien für Personen konzipiert, für die die zu bearbeitende **Aufgabe relativ neu** ist, sollte das Szenario eine **geringe Komplexität** aufweisen. Solche Gruppen müssen sich erst finden sowie die Verknüpfung von Fachwissen und Skills in einen gemeinsamen Prozess integrieren lernen. Hier ist es meist ausreichend, ein eindimensional konstruiertes Szenario zu wählen. Bei **erfahrenen Gruppen und Teams** können die Szenarien komplexer sein und auch **dynamische Entwicklungen** beinhalten. Bei diesen Gruppen darf die Antizipationsfähigkeit angesprochen werden (z. B. Arbeiten bei Lärm, Störungen, Betreuung von Angehörigen während einer Tätigkeit usw.) und die Komplexität soll bewusst geplant werden (Regener, 2016a).

5.2.4 Szenarienskript/Drehbuch schreiben

Das Schreiben des Drehbuchs oder Szenarienskripts ist der nächste große Schritt. Erst nachdem die Lernergebnisse formuliert und der Komplexitätsgrad festgelegt wurden, kann damit begonnen werden.

Das Szenarienskript ist so detailliert zu verfassen, dass jede*r Pädagog*in anhand dessen die Simulation gleichwertig durchführen kann. Je komplexer die Simulation ist, desto umfangreicher und detaillierter ist auch das Drehbuch zu verfassen. Auch verbale und visuelle Hinweise, die dafür sorgen, dass die Simulation am Laufen bleibt, werden niedergeschrieben. Sie helfen dabei, dass das Training auf dem richtigen Weg bleibt und die Trainer*innen nicht vom ursprünglichen Ziel abweichen.

Das Entwickeln von Szenarien lässt sich nicht innerhalb von wenigen Minuten verwirklichen. Diese Aufgabe erfordert eine **intensive Vorbereitung** (Situationsanalyse, Fallverständnis ...) sowie die Auseinandersetzung mit dem vorhandenen **Equipment**. Je seriöser und genauer ein Drehbuch gestaltet wird, desto höher ist die Wahrscheinlichkeit für ein erfolgreiches Training (Regener, 2016a).

Folgende Aspekte gilt es im Drehbuch zu berücksichtigen:

- **Zeitlicher Rahmen**
  Als Erstes gilt es zu klären, wie viel Zeit für die Simulation zur Verfügung steht. Generell gilt, dass ein Szenario nicht zu lange dauern sollte. Die Erfahrung zeigt, dass die Durchführung der Szenarien tenden-

ziell länger dauert, als ursprünglich geplant. In der Grundausbildung planen wir Szenarien von ca. 15–20 Minuten Länge ein.

- **Briefing**
  Alle Simulationsszenarien sollen eine Einführung zum Thema enthalten, mit denen die Teilnehmer*innen instruiert werden. Die vorgesehenen Lernergebnisse (generelle Lernziele) bilden die Basis für die Erstellung des Szenarienskripts. Das gibt den Student*innen Orientierung und klärt die Erwartungshaltung. Das Briefing kann folgende Aspekte enthalten:
  - Informationen zu Erkrankungen und Nebendiagnosen
  - Patienteninformationen (Alter, Geschlecht, psychische Situation …)
  - Hintergrundinformationen zum Patienten, zur Patientin (z. B. soziale Situation, Aufnahmeassessment …)
- **Rollen**
  Im Drehbuch müssen die Rollen der Lernenden klar definiert werden. Zu bedenken ist, dass die Auszubildenden ihre Rollen in der Durchführung nicht wechseln sollen (Rollentreue). Das heißt: Niemand sollte in einer fremden Rolle trainieren (also: die DGKP sollte nicht als Ärztin und die Ärztin nicht als Hebamme agieren …) – es sei denn, er*sie wurde speziell darauf vorbereitet. Ansonsten besteht die Gefahr der Über- und/oder Unterforderung; dadurch kann unter den Teilnehmer*innen Unzufriedenheit entstehen. Die möglichst real gestalteten Simulationssettings werden dadurch irreal. Zusätzlich kann festgehalten werden, ob der*die jeweilige Teilnehmer*in eine aktive oder eine passive Rolle einnehmen soll (Regener, 2016a). Dies ist vor allem bei interdisziplinären Szenarien wichtig (Moran et al., 2018).
- **Simulationsumgebung**
  Das Szenarienskript beinhaltet auch die Ausgestaltung der Simulationsumgebung. Das heißt, es wird genau beschrieben, wie die Umgebung gestaltet werden soll und welches Zubehör für eine erfolgreiche Durchführung benötigt wird. Dabei ist auf folgende Punkte zu achten:
  - Aufgelistet werden der benötigte **Simulator** sowie das technische **Equipment**. Das ausgewählte **Mannequin** muss den Anforderungen des gewählten Szenarios entsprechen. Bei komplexen Szenarien sollte der Simulator in der Lage sein, Vitalparameter zu verändern.

Bei einfachen Szenarien ist dies vielleicht nicht unbedingt notwendig. Technisch muss das Szenario mit dem im Raum verfügbaren Equipment realisiert werden können.

- ◦ Voreinstellungen bzw. notwendige Programmierungen am Simulator werden angegeben. Abhängig vom Szenario kann eine automatische Veränderung bestimmter Parameter programmiert bzw. notiert werden. Es wird also bereits im Vorhinein bestimmt, bei welchem Ereignis bestimmte Veränderungen am Simulator vorgenommen werden sollen. Bedenken muss man hierbei, dass die Teilnehmer*innen unterschiedliche Lösungswege einschlagen können – auch solche, die ursprünglich nicht geplant waren. Daher soll immer die Möglichkeit und auch die Flexibilität gegeben sein, adäquat darauf reagieren zu können. Als Lehrende*r ist es notwendig, die Lernergebnisse im Auge zu behalten. Solange die Teilnehmer*innen diese erreichen, können auch andere Lösungswege akzeptiert werden.
- ◦ **Moulage, Attrappen**
  Utensilien wie z. B. Kunstblut, -harn, Wunden aus Wachs oder Gummi schaffen Realitätsnähe und sollten, wenn benötigt, eingesetzt werden. Hier ist die Kreativität der Lehrenden gefragt. Die benötigten Gegenstände werden im Skript festgehalten.
- ◦ **Requisiten**
  Alle Requisiten und Utensilien, die für das Szenario gebraucht werden (z. B. Blutdruckmanschette, Sauerstoffmaske ...), sind checklistenartig im Drehbuch anzuführen. Sie ermöglichen es den Teilnehmer*innen, für die*den Patient*in zu sorgen und gewisse Tätigkeiten durchzuführen. Weiters sind Hilfsmittel wie Telefon oder Pager im Szenarienskript zu vermerken.
- ◦ **Patient*in**
  Der*die Patient*in wird im Drehbuch kurz beschrieben. Geben Sie Alter sowie Geschlecht an (angepasst an die Stimme des Trainers, der Trainerin). Notieren Sie zusätzlich, mit welchem Geschlechtsteil der Simulator ausgestattet werden soll (Moran et al., 2018).

- **Verlauf**

Es ist wesentlich, den Verlauf eines Szenarios im Voraus zu planen. Dafür muss den Beteiligten klar sein, dass es in der Simulation nicht darum geht, die Wirklichkeit widerzuspiegeln, sondern darum, eine Lernumgebung zu schaffen, in welcher Handlungen und Entscheidungen so trainiert werden können, dass sie mit der beruflichen Wirklichkeit gut vergleichbar sind. Der Sinn der Simulation besteht darin, die geplanten Lernziele zu erreichen, und nicht darin, eine exakte Kopie der Wirklichkeit zu erschaffen. Simulationen können nicht minutiös geplant werden. Sie müssen flexibel gestaltet sein, damit die Teilnehmer*innen auf die jeweilige Situation eingehen können. Wirklich planbar sind nur die Aufgabenstellung, das Umfeld sowie der Ausgangszustand der*des Patient*in. Reaktionen der aktiv Teilnehmenden können vermutet werden, entziehen sich aber dem direkten Einfluss der Lehrenden (Regener, 2016a).

- **Add-ons**
  - **Live Safer** werden vor allem bei komplexen Szenarien gebraucht. Diese zeigen Möglichkeiten auf, die von den Trainer*innen angewendet werden können, um die Auszubildenden in der Lernergebnissicherung zu unterstützen.
  - **Zusatzinformationen für Patient*innen** erweisen sich als sehr hilfreich, wenn mehrere Lehrende an der Simulation beteiligt sind (z. B. sehr ängstliche*r Patient*in). Der*die Szenarienentwickler*in kann somit wichtige Informationen weitergeben und dafür sorgen, dass das Szenario von allen Beteiligten in der gleichen Weise gespielt wird.
- **Validieren**
  Die Plausibilität des Szenarios sollte nach der Fertigstellung überprüft werden. Die Überprüfung zielt darauf ab, etwaige logische Lücken zu entdecken und die Schlüssigkeit des Drehbuchs zu validieren, bevor das Szenario zum Einsatz kommt. Wichtig in diesem Schritt ist es, zu kontrollieren, ob die Lernergebnisse passend gewählt wurden und ob die Abläufe im Drehbuch (und etwaige Verläufe) ausreichend durchund bedacht wurden. Auch Requisiten müssen auf Vollständigkeit überprüft werden, um Unterbrechungen und Inkongruenzen im Ablauf zu vermeiden. Das bedeutet bei klinischen Settings die Vorbereitung von z. B. Labor- und Röntgenbefunden, die dem Szenario entsprechen und ihm nicht widersprechen (Regener, 2016a).

Dem Anhang entnehmen Sie eine Vorlage, auf welche Sie beim Drehbuchschreiben zurückgreifen können.

5.3 Ablauf einer Simulation

Bevor eine Organisation mit simulationsbasierter Lehre startet, ist es essenziell, neben dem Lehrpersonal auch die Auszubildenden über die Methode zu informieren, damit sie Sinn und Zweck der Simulation verstehen. Dadurch kann sichergestellt werden, dass die Teilnehmer*innen sich aktiv am Training beteiligen. Das zentrale Augenmerk wird auf die Fehlerkultur innerhalb des Trainings gelegt. Auszubildenden ist häufig nicht bewusst, dass sie durch „Fehlermachen" lernen können. Meist werden Fehler negativ gedeutet. Dieser Paradigmenwechsel muss vorab stattfinden, um den Lernerfolg durch gezielte Reflexion im Debriefing zu erhöhen. Fehler sind erwünscht und sollen die Teilnehmer*innen motivieren, sich selbst sowie ihre Skills weiterzuentwickeln (Kirsten & Kagermann, 2018).

Zu einem gelungenen Simulationstraining gehört eine intensive Vor- und Nachbereitung. In der **Vorbereitung** geht es darum, wichtige theoretische Grundlagen zu erarbeiten, damit die Teilnehmer*innen die Aufgabenstellung im Training auch bewältigen können. Dies kann eventuell mit zusätzlichen Arbeitsaufträgen unterstützt werden. Nach einem Training kann man den Teilnehmerinnen weiterführende Literaturempfehlungen geben oder ihnen auch die Ergebnisse aus dem Debriefing zusammengefasst übermitteln (Regener, 2016b).

Der **Ablauf einer Simulation** kann grob in **drei Phasen** unterteilt werden:

Jedes Training beginnt mit einer Einführung, bei der die Methode, Räume und Mannequins vorgestellt werden. Hier soll Raum geschaffen werden, um Fragen und Unklarheiten der Teilnehmer*innen zu klären (Schwermann & Loewenhardt, 2021). Diese Phase wird als **Briefing** oder auch als **Familiarization** bezeichnet. Neben dem Vertrautmachen mit der Umgebung soll sie dazu beitragen, die Lücke zwischen Simulation und Realität zu verkleinern. Dafür wird allen Teilnehmer*innen das Simulationssetting erläutert. Der Raum, die benötigten Utensilien und der Simulator werden gemeinsam besprochen. Die Teilnehmer*innen können erste Erfahrungen mit dem Simulator machen und werden mit dem

Handling und den Funktionen vertraut gemacht. Dann werden die Rollen vergeben. Zwei Teilnehmer*innen werden ausgewählt, um das Szenario aktiv durchzuführen, während die restliche Gruppe die Rolle der aktiven Beobachter*innen übernimmt. Eine Lehrperson führt das Briefing im Kontrollraum mit den aktiven Teilnehmer*innen durch. Dabei werden Informationen zum Patienten, zur Patientin sowie zum Szenario gegeben, und die Aufgabenstellung wird klar kommuniziert. Die zweite Lehrperson informiert getrennt davon die Beobachtergruppe über den Fall inklusive der Aufgabenstellung. Zusätzlich erhalten die Beobachter*innen klare Aufgabenstellungen zur gezielten Beobachtung, damit sie den Kolleg*innen im Debriefing konkretes Feedback geben können.

Neben der Einführung ins Szenario ist es in dieser Phase auch wesentlich, eine sichere Lernatmosphäre herzustellen, die es den Teilnehmer*innen ermöglicht, sich frei von Ängsten oder Befürchtungen zu äußern. Dafür werden vorab Regeln vereinbart, die unter anderem die Verschwiegenheit gegenüber Dritten enthalten, aber auch, wie mit dem aufgezeichneten Videomaterial umgegangen wird (Regener, 2016b).

Die nächste Phase beinhaltet die eigentliche Durchführung (Acting). Im **Szenario** führen die Teilnehmer*innen unterschiedliche Tätigkeiten realitätsgetreu durch und interagieren mit dem Simulator oder den Simulationspatient*innen (Regener, 2016b). Die restliche Gruppe beobachtet die Durchführung direkt aus dem Raum oder über ein Videosystem aus dem Debriefing-Raum (empfohlene Variante).

In dieser Phase ist es wichtig, das Training nicht zu unterbrechen (Schwermann & Loewenhardt, 2021). Lehrende können Hilfestellung leisten, indem sie auf die vorab definierten Life Saver aus dem Szenarienskript zurückgreifen. Der einzige Anlass, für den ein Szenario zu unterbrechen ist, stellt die akute Gefährdung von Patient*innen dar. Tritt diese ein, muss das Training abgebrochen und soll so bald wie möglich ein kritisch reflektierendes Gespräch über die Situation durchgeführt werden. Im Anschluss daran sollen die aktiven Teilnehmer*innen das Szenario erneut durchlaufen, um einen positiven Ausgang zu ermöglichen.

Das **Debriefing** schließt unmittelbar an das Szenario an und bildet den Abschluss eines Simulationstrainings. Diese Phase ist das entscheidende Element im Lernprozess und damit auch didaktischer Höhepunkt der Simulation. Bereits während der Durchführung der Simulation identifizieren die Lehrenden Handlungen mit besonderem Lernpotenzial (in Bezug auf das Lernergebnis). Dies können sowohl kritische Situationen als auch Situationen sein, die besonders gut gelöst wurden. Die Teilnehmer*innen haben in dieser Phase die Möglichkeit, ihre Performance mit den Lehrenden und den Zuschauer*innen zu diskutieren und mögliche Alternativen zu erörtern. Wird die Simulation mit Audio- und Videosystem durchgeführt, können für das Debriefing unterstützend besonders eindrucksvolle Videosequenzen gezeigt werden (Regener, 2016b). Zur besseren Veranschaulichung wird der Ablauf der Simulation in Abbildung 5 grafisch dargestellt.

Ablauf der Simulation

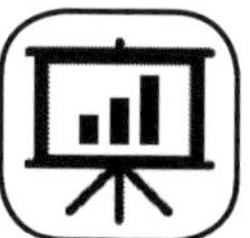

Phase 1 = BRIEFING
Einführung in die Thematik, Vertrautmachen mit dem Simulator, lernförderliche Umgebung schaffen

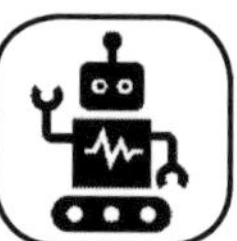

Phase 2 = ACTING
Aktives Durchführen der Simulation
Beobachtung über Video-Audio-System

Phase 3 = DEBRIEFING
Kritisches Hinterfragen der eigenen Erfahrung → hinführen zum „Double-Loop-Learning"

Abbildung 5: Ablauf der Simulation

Weiterführend wollen wir noch näher auf das Debriefing eingehen, da es den wesentlichen Lernzuwachs der Teilnehmer*innen fördert und somit einen wichtigen Stellenwert im Simulationstraining einnimmt.

6 Die Phase des Debriefings – Möglichkeiten der Nachbesprechung

Wer sich mit der Nachbesprechung des Simulationstrainings auseinandersetzt, wird die Begriffe Reflexion, Feedback-Geben und Debriefing immer wieder antreffen. Diese sind wesentliche Elemente, um die Auszubildenden zum gewünschten Lernerfolg zu bringen.

Das Debriefing hat seinen Ursprung im Militär: Nach erfolgreichen militärischen Operationen wurden die Soldat*innen dazu befragt und die Manöver reflektiert und nachbesprochen. Hieraus entwickelte sich in den 1980er-Jahren die psychologische Nachbesprechung zur Bewältigung von stressbehafteten Traumata (Al Sabei & Lasater, 2016).

Allgemein wird das Debriefing in der Simulationsforschung als **Kernelement der simulationsbasierten Lehre** beschrieben, welches den Fokus auf das konstruktive und reflektierte Gespräch mit den Teilnehmer*innen legt. Vielleicht auch gerade deswegen gilt die Nachbesprechung als komplexer und schlecht verstandener Prozess, der sowohl für Lehrende als auch für Lernende oft einige Schwierigkeiten mit sich bringt. Die Bestimmung der Merkmale einer effektiven Nachbesprechung ist daher aus pädagogischer Sicht ein wichtiges Thema.

Studien zeigen, dass das Debriefing ein wesentlicher Bestandteil bzw. das Herzstück des Lern-Outcomes ist (Al Sabei & Lasater, 2016; Jaye et al., 2015; Lavoie et al., 2015; Mulvogue et al., 2019; Reierson et al., 2017; Secheresse et al., 2021; Wickers, 2010; Young & Dufrene, 2014). Die Wirksamkeit des Debriefings wurde in der Literatur von unterschiedlichen Autor*innen dargestellt. Sowohl Shinnick (2016) als auch Young und Dufrene (2014) beschreiben einen signifikanten Wissenszuwachs der Teilnehmer*innen durch die Nachbesprechung. Auch Grant et al. (2015, S. 3, zit. n. Secheresse et al., 2021) kommen zu diesem Ergebnis. Beim Vergleich von videobasiertem Debriefing und mündlichem Debriefing konnte in der Wirksamkeit kein Unterschied festgestellt werden.

Das moderierte Debriefing wird in der Literatur am häufigsten empfohlen, doch gibt es keine Belege für die Wirksamkeit und den Mehrwert dieser Variante gegenüber anderen Debriefing-Formen (Boet et al., 2011; Young & Dufrene, 2014). Auch Fragetechniken haben einen Einfluss auf die Debriefingqualität. Demzufolge braucht es Techniken der Gesprächsführung wie Raum, Zeit, Stille und Fragestellungen, die in die Tiefe gehen und die Selbstreflexion fördern (Mulvogue et al., 2019). Nach Waxman et al. (2019) ermöglichen es Pädagog*innen den Auszubildenden mit gezielten Fragstellungen, ihre individuellen Lernerfahrungen zu steigern und das kritische Denken sowie das Urteilsvermögen zu verbessern.

Für ein erfolgreiches Debriefing werden die durchgeführten **Simulationsszenarien in Bild und Ton aufgenommen**. Es kann – vor allem bei komplexen Szenarien – notwendig sein, Patientendaten oder unterschiedliche Parameter aufzuzeichnen und zu übertragen (z.B. in einer Notfallsimulation die Veränderung der Parameter nach bestimmten Interventionen). Die Videosequenzen dienen dabei als Hilfsmittel, können aber niemals die strukturierte und professionelle Moderation durch die Lehrenden ersetzen. Voraussetzung für die Verwendung und Nutzung ist eine einfache und intuitive Bedienung des Debriefing-Geräts. Dieses muss zulassen, einzelne Sequenzen aus der gezeigten Performance schnell aufzurufen und abzuspielen (Hackstein, 2016b).

Die Methoden des Debriefings sind vielfältig und sollten auf die Lernergebnisse sowie auf den zeitlich zur Verfügung stehenden Rahmen abgestimmt werden. Um den notwendigen Lerneffekt zu erreichen, ist es wichtig, eine lernfördernde Umgebung sowie eine wertschätzende Kommunikationskultur zu schaffen (Wickers, 2010). Dazu gehört der **Schutz der Teilnehmer*innen vor unangemessenen Äußerungen** ebenso wie eine **positive Grundhaltung der Lehrenden gegenüber der erbrachten Leistung**. Im Debriefing nehmen auch die Beobachter*innen eine aktive Rolle ein. Situationsabhängig werden sie von den Lehrenden in den Debriefing-Prozess miteinbezogen, wodurch sich auch deren Lern-Outcome verbessert.

Durch die reflektierte Aufarbeitung der Handlungen im Debriefing werden Lernende aktiv zum selbstständigen Lernen gebracht: Neue Konstrukte der Handlungen entstehen, die zu Verhaltensveränderung führen (Kerres et al., 2021; Schröppel, 2021).

Bevor das Debriefing und die unterschiedlichen Methoden näher betrachtet werden, sollen die Begrifflichkeiten Feedback und Reflexion näher definiert werden, da diese im Rahmen des Debriefings den Lernzuwachs unterstützen.

6.1 Begriffsdefinition Feedback und Reflexion

Der Begriff **Feedback** kommt ursprünglich aus der Kybernetik und meint die **Rückmeldung** bzw. die **Rückkoppelung von Informationen**. Setzen Personen eine Handlung, bedarf es einer konstruktiven Rückmeldung, um eigene Leistungen wahrzunehmen. Feedback zu geben setzt voraus, dass eine Person das Feedback gibt und eine andere es annimmt; es steht immer in Zusammenhang mit individuellen Beobachtungen sowie mit der Rückmeldung. Durch gezieltes Feedback ist es Auszubildenden möglich, ihr Handeln bzw. ihre Leistung wahrzunehmen und in einem neuen theoretischen Rahmen zu beleuchten und zu adaptieren.

Dadurch kann „Double-Loop Learning" gefördert werden, und das Reframing des theoretischen Wissens führt zu verbesserten praktischen Fertigkeiten (Fengler, 2017; Rall & Oberfrank, 2016).

Durch geschulte Simulationspatient*innen oder Mannequins ist es möglich, das Feedback direkt ins Training einzubetten. Als Beispiel dient hier die direkte Kommunikation durch das Mannequin oder den Simulationspatienten, die Simulationspatientin. Die persönliche Entwicklung der unterschiedlichsten Kompetenzen erfolgt durch die Kombination des Feedbacks, das durch die Analyse der Aufgabenstellung, der entwickelten Strategien, der Videoaufzeichnungen und der Beobachtergruppe zustandekommt (Schröppel, 2021).

Auch **Feedbackgeben** muss gelernt werden. Die Beobachtergruppe ist gefordert, konstruktives Feedback zu geben, um eine wertschätzende und offene Kommunikation innerhalb der Gesamtgruppe zu schaffen. Die Lehrenden sind angehalten, zur Förderung des positiven Lernklimas durch die Kommunikation beizutragen.

Reflexion kommt aus dem Lateinischen und bedeutet wörtlich „zurückbiegen" und im übertragenen Sinn „an etwas denken". Reflexion entwickelte sich zunehmend als Kompetenz, die vor allem wissenschaftsbasierten Berufsgruppen abverlangt wird. Eine Vielzahl von Reflexionsansätzen wurde im Laufe der Zeit entwickelt, wobei einige davon für das Debriefing verwendet werden können. Da sich die Auszubildenden durch das simulationsbasierte Training mit der Betrachtung ihrer Handlungs- und Herangehensweisen auseinandersetzen sollen, bieten sich nachfolgende Aspekte an:

Reflexion wird als **Rekonstruktion einer Herausforderung oder einer Erfahrung** betrachtet, die es den Auszubildenden ermöglicht, durch die aktive Auseinandersetzung mit der Handlung sowie durch die Reorganisation des Wissens zu lernen (Schröppel, 2021).

Schön hingegen betont die „reflection on action" – Reflexion über das Handeln (Schön, 1983, zitiert nach Schröppel, 2021, S. 27). Hierbei wird den Auszubildenden durch das retrospektive Nachdenken über die Handlung bewusst, welche **alternativen Lösungen** es noch gegeben hätte. Ziel der Reflexion ist es, die Lernenden zur Reflexion innerhalb der Handlung zu führen, um alle Perspektiven (Zukunft, Gegenwart und Vergangenheit) miteinander in Verbindung zu bringen. Diese sollten innerhalb des Teams diskutiert werden. Zu diesem Schluss kamen auch Colomer et al. (2013) in ihrer deskriptiven explorativen Studie, die nachweist, dass Auszubildenden durch reflexive Lernmethoden geholfen wird, den Lernprozess bewusstzumachen, ihn individuell anzupassen sowie die Fähigkeit des kritischen Denkens zu fördern.

Ein weiterer Ansatz kann auf David Kolb zurückgeführt werden, der das Lernen als Entwicklungsprozess ansieht. Im **„erfahrungsbasierten Lernzyklus"** zeigt er auf, dass die Handlung durch immer wieder verändertes Wissen mehrfach adaptiert werden kann und der Lerneffekt in Form einer sogenannten heuristischen Spirale stattfindet (Schröppel, 2021). Colomer et al. (2013) schließen auch Kolbs Lernzyklus in ihre Ergebnisse mit ein und führen dazu aus, dass dieser Zyklus des Lernens in der Bildungslandschaft Raum und Zeit haben muss, um die Auszubildenden für die zukünftigen beruflichen Herausforderungen zu wappnen. Diese pädagogischen Herangehensweisen sind im Lernprozess zu fördern und finden sich gepaart im Debriefing wieder. Neu gewonnene Erkenntnisse und Erfahrungen aus dem Simulationstraining können durch den gezielten Einsatz dieser Techniken im Debriefing gefördert werden und das tiefe Lernen der Auszubildenden unterstützen (Schröppel, 2021).

6.2 Debriefing-Methoden

Wie bereits beschrieben, gibt es eine Vielzahl von Debriefing-Methoden, die den Lernfortschritt fördern. Die Debriefing-Techniken sind unterschiedlich, haben aber immer drei Phasen: 1. die Beschreibung, 2. die Analyse und 3. die Zusammenfassung bzw. Anwendung.

In Phase 1 sollen die Lernenden erst einmal ankommen, sich entspannen, und die Pädagog*innen sollten die Gefühlslage der Teilnehmer*innen erfragen. Dann sollte das Ereignis im folgenden Schritt faktenbasiert beschrieben werden. Phase 2 fokussiert die Analyse bzw. das Verstehen der Situation. Hier sollte nachgefragt werden, was und warum es geschehen ist. Durch diese Vorbereitung kann der*die Lernende in Phase 3 übergehen: Durch Reflexion werden Lernerfahrungen mit neuem Wissen verbunden (Re-Framing) und für neue Herausforderungen anwendbar gemacht. Wichtig in Phase 3 ist die Take-Home Message – was nehme ich mir mit? (Abulebda et al., 2021; Astbury et al., 2021).

Nachfolgend wird eine genaue Anwendungsform des Debriefings, nämlich die „Diamantstruktur“ dargestellt, da sie in der Anwendung sehr einfach ist.

6.2.1 Diamant-Debriefing-Struktur

Die **Diamantstruktur** wurde von Jaye et al. (2015) in Großbritannien entwickelt und soll eine visuelle Hilfestellung für eine qualitativ hochwertige Nachbesprechung darstellen. Unterstützt wird damit der Standardisierungsprozess des Debriefings im Hinblick auf Non-Technical Skills.

Er ist einfach und überschaubar konzipiert, um den Lehrkräften im Debriefing die Möglichkeit zu bieten, den Fokus auf die Non-Technical Skills zu legen.

Der Aufbau des Diamants ist doppelseitig: Die erste Seite beschreibt die drei Phasen, nämlich **Beschreibung, Analyse und Anwendung** des Debriefings. Auf der Rückseite befinden sich die **theoretischen Grundlagen**, die es im kritisch reflektierten Gespräch zu schaffen gilt. Diese zweite Seite soll die Pädagog*innen daran erinnern, welches Lernumfeld es braucht, um die Auszubildenden in ihrem Lernprozess zu unterstützen.

Das Debriefing sollte mit einem **einfachen Einstieg** beginnen, um den Akteur*innen Zeit zum Ankommen zu geben. Hier soll das Gespräch auf die **Beobachtergruppe** gelenkt werden, die gefordert ist, ihre **Wahrnehmungen des Szenarios zu schildern**. Das Miteinbeziehen der

Beobachter*innen ist wesentlich – diese können den Akteur*innen helfen, eine andere Perspektive der eigenen Wahrnehmung einzunehmen.

Der*die Moderator*in sollte dabei den Fokus nicht auf die Performance, sondern vielmehr auf die gesammelten Erfahrungen legen. Die Phase der Beschreibung endet mit der Bekanntgabe der überprüfbaren Lernergebnisse des Szenarios.

In der weiteren Folge kommt es zur **Analyse**. Diese sollte den Hauptteil der Zeit in Anspruch nehmen und beispielsweise mit der Frage „Wie haben Sie sich gefühlt?“ von den Pädagog*innen eingeleitet werden. Den Teilnehmer*innen soll es ermöglicht werden, ihre Gefühle auszudrücken und zu begründen sowie ihre Motivationen darzulegen. Hierbei sollen die Lehrenden den Fokus auf die **Non-Technical Skills** legen.

Im Wesentlichen sollte nur **eine Fähigkeit** untersucht werden, da es sonst zur Überlastung der Lernenden kommen kann. Die Wahl, welche Fähigkeit begutachtet wird, soll von der Gruppe bestimmt werden, indem diese angibt, welche Fähigkeit am wichtigsten war. Sind alle Fragen geklärt, kann der*die Moderator*in positive Beispiele für Non-Technical Skills anführen. Weiters sollte nach Abschluss dieser Phase mit den Sätzen „Worüber wir also in diesem Szenario gesprochen haben, ist …“, „Was haben wir vereinbart, was wir tun könnten?“ in die letzte Phase übergeleitet werden (**Anwendung**).

Hier sollen die Teilnehmer*innen in den **reflexiven Denkprozess** kommen und eruieren, wie sie ihr Können im Alltag anwenden können. Die Lehrenden sind gefordert, das Gelernte auf den Punkt zu bringen. Die Teilnehmer*innen sollten eine **spezifische Zusammenfassung** erstellen und die erarbeiteten Non-Technical Skills aus der Analysephase miteinbinden (Jaye et al., 2015).

Folgende Abbildung kann als Hilfsmittel für das Debriefing nach der Diamantstruktur herangezogen werden.

Einstieg:
Was ist geschehen?
… und dann
… und dann

Was geschah danach?

so lange fragen, bis Sie sich sicher sind, dass alle Einzelheiten des Szenarios besprochen wurden.

Übergang:
Lasst uns nicht werten, sondern uns explizit auf die Handlungen konzentrieren!
Das Szenario war konzipiert, um zu zeigen …
Wie gehen wir normalerweise mit solch einer Situation um?
Sind alle damit einverstanden?

Analyse:
Wie haben Sie sich gefühlt? (zuerst die aktiven Teilnehmer*innen, dann die Gruppe)
Warum? (Stille ausnutzen)
Wie haben Sie das gemacht?
Warum haben Sie so geantwortet? Oder: Warum haben Sie so gehandelt?
Es wirkte, als wäre es ein Problem. Hat es sich für Sie so angefühlt?
Was ich von Ihnen höre …, ist das korrekt?
Das ist ein Teil … (Identifizierung mit den Human Factors und Non-Technical Skills)
Wir bezeichnen dies als menschlichen Faktor oder nichttechnische Fähigkeit, was bedeutet …

Überleitung:
So haben wir im Szenario über … gesprochen.
Was haben wir vereinbart, das getan werden kann?

Anwendung:
Mit welchen anderen Situationen könnten Sie konfrontiert werden, die ähnlich sind?
Wie ähnlich sind sie?
Wie könnten sich die besprochenen Fähigkeiten in diesen Situationen auswirken?
Was würden Sie morgen in derselben Situation anders machen?

Ausstieg:
Was nehmen Sie mit?

Abbildung 6: Die Diamantstruktur-Phasen für das Debriefing (in Anlehnung an Jaye et al., 2015, S. 173)

Einstieg:
Verstärkung eines sicheren Lebensumfelds.
Ordnen Sie in der Nachbesprechung die gemeinsame und sinnvolle Aktivität, die stattgefunden hat, ein.
Bleiben Sie sachlich – besprechen Sie, was passiert ist, aber vermeiden Sie es, sich auf Gefühle zu konzentrieren.
Achten Sie auf emotionale Reaktionen, aber widerstehen Sie der Versuchung, über Gefühle zu sprechen.
Vergewissern Sie sich, dass alle die gleichen Vorstellungen von den Ereignissen haben.

Übergang:
Klärung aller offenen Fragen.

Analyse:
Verbringen Sie die meiste Zeit mit der Analyse.
Zerlegen Sie das Verhalten in spezifische Handlungen und untersuchen Sie, was im Detail passiert ist.
Fragen Sie nach affektiven Reaktionen und nehmen Sie diese auf.
Analysieren und interpretieren Sie Aktivitäten durch den geeigneten Fokus.
Erhalten Sie eine positive Gesprächskultur und konzentrieren Sie sich nicht nur auf die Schwächen und Stärken der Teilnehmer*innen.
Reflektieren Sie die Antworten und geben Sie den Teilnehmer*innen die Möglichkeit, sie zu ändern.

Überleitung:
Schaffen Sie eine gute Voraussetzung für das verstärkte Lernen.

Anwendung:
Gehen Sie vom Spezifischen des Szenarios zum Allgemeingültigen über.
Verhaltensweisen sollen in spezifische Aktionen aufgeschlüsselt werden.
Ermitteln Sie weitere Situationen, auf welche die Handlungen angewendet werden können.
Fragen Sie nach, was die Teilnehmer*innen zukünftig anders machen werden.

Ausstieg:
Was nehmen Sie mit?

Abbildung 7: Zugrundeliegende Debriefing-Prinzipien (in Anlehnung an Jaye et al., 2015, S. 173)

6.2.2 3B-Fragetechnik für das Debriefing

Eine weitere Möglichkeit, das Debriefing zu strukturieren, ist die 3B-Fragetechnik. Sie ermöglicht es den Teilnehmer*innen von Beginn an, ins tiefe Lernen zu kommen. Der Fokus liegt auf **B**eobachtung (Was ist wirklich geschehen?), **B**eurteilung (Was ist die Sichtweise des Instruktors, der Instruktorin?) und **B**efragung (Was ist die Sichtweise der Teilnehmer*innen?) (Rall, 2016a).

Anhand eines Beispiels soll die Fragetechnik kurz erklärt werden.

Beobachtung (Was ist wirklich geschehen?)
„Mir ist aufgefallen, dass Sie die Einwirkzeit bei der Hautdesinfektion nicht eingehalten haben." Bei der ersten Frage soll die tatsächliche Handlung beschrieben werden.

Beurteilung (Was ist die Sichtweise des Instruktors, der Instruktorin?)
Im nächsten Schritt wird begründet, warum dieses Thema angesprochen wird. „In dieser Situation wäre die Einhaltung der Einwirkzeit wichtig gewesen, um einer nosokomialen Infektion vorzubeugen."

Befragung (Was ist die Sichtweise der Teilnehmer*innen?)
Beginnen Sie mit der Frage, warum sich der*die Teilnehmer*in so verhalten hat, wie er*sie die Situation erlebt hat und was zu den Entscheidungen geführt hat. Mit der Antwort darauf beginnt die konstruktive Analyse.

Der Mehrwert für die Lernenden liegt darin, zu erkennen, dass es oftmals nicht an theoretischem Wissen mangelt, sondern dass andere Faktoren die Handlung beeinflussen können. Wurden diese Einflussfaktoren identifiziert, wird gemeinsam erarbeitet, wie zukünftig mit ähnlichen Situationen umgegangen werden kann.

6.2.3 Hilfreiche Fragestellungen für das Debriefing

Häufig stellt es für Lehrende eine Herausforderung dar, die Auszubildenden mit gezielten Fragestellungen in den Reflexionsprozess zu bringen. In Anlehnung an Lavoie et al. (2015) finden Sie nachfolgend eine Liste mit möglichen Fragestellungen für die unterschiedlichen Phasen des Debriefings.

Tabelle 2: Fragestellungen für das Debriefing (in Anlehnung an Lavoie et al., 2015)

Phase	Frage
Phase 1 Beschreibung	Wie fühlen Sie sich?
	Was wussten Sie bereits über den Patienten, die Patientin, bevor Sie das Zimmer betraten?
	Welche Erwartungen hatten Sie vorab an das Szenario und wie haben Sie dieses dann konkret bewertet?
	Welche Daten/Hinweise/Merkmale/Hilfsmittel haben Sie zur Bewertung der Situation herangezogen?
Phase 2 Interpretation/ Analyse	Was war das Problem des Patienten, der Patientin? Wie sind Sie Schritt für Schritt vorgegangen?
	Aufgrund welcher Daten/Hinweise/Beobachtungen … haben Sie das Problem erkannt?
	Welche Interventionen haben Sie durchgeführt und warum?
	Was haben die Interventionen bewirkt bzw. nicht bewirkt und warum?
	Wenn Sie das Szenario noch einmal durchführen könnten, würden Sie die gleichen Handlungen setzen? Wenn ja, warum? Wenn nein, warum nicht?
	Welche Handlungsalternativen hätten Sie in der Situation gehabt?
	Was hätte Ihnen in der Situation geholfen?
Phase 3 Zusammen-fassung Take-Home Message	Wie werden Sie in zukünftigen Situationen mit solchen Herausforderungen umgehen?
	Was haben Sie heute gelernt?
	Was nehmen Sie mit?

Abschließend möchten wir mit Ihnen, liebe Leser*innen, unsere Erfahrungen bei der Einführung des Simulationstrainings teilen.

7 Erfahrungsbericht

Ist die Umsetzung der Simulation im Rahmen einer Ausbildung geplant, muss dieses Vorhaben überlegt und strukturiert gestartet werden. Mit Beginn der Lehrtätigkeit im Bachelorstudiengang Gesundheits- und Krankenpflege wurde die Simulation als Lehr- und Lernmethode eingeführt.

Im folgenden Abschnitt wollen wir Ihnen einen Überblick geben, welche Vorbereitungen von unserer Seite her getroffen wurden, welche Hürden wir zu meistern hatten und welche Erfahrungen wir gemacht haben.

7.1 Lehrende

Die Idee der Simulation hat sich daraus entwickelt, den Student*innen neben den praktischen Übungen mehr anbieten zu wollen. Ziel war es, ihnen nicht nur isolierte Tätigkeiten näherzubringen, sondern diese in Handlungsabläufe einzubetten.

Eine tiefere Auseinandersetzung mit dem Thema oder eine Instruktorausbildung waren zu Beginn nicht vorhanden. Dieses Fehlen von Expertenwissen sollte die Einführung jedoch nicht verhindern. Durch intensive Recherchetätigkeiten, Literaturstudium und Experimentieren mit dem Equipment wurde ein Grundstock an Wissen aufgebaut. Besonders hilfreich waren in dieser Situation Visitationen bei unterschiedlichen Simulationstrainings, um sich den Ablauf und die einzelnen Phasen besser vorstellen zu können.

Zusätzlich zur Theorie mussten wir uns auch mit den technischen Voraussetzungen sowie den Simulatoren beschäftigen. Eine fachgerechte Nutzung derselben ist als Grundlage für eine erfolgreiche Simulation zu betrachten (siehe dazu auch Kapitel 5.1). Unter dem Aspekt „learning by doing“ wurden die ersten Simulationen von zwei hauptberuflich Lehrenden im zweiten Semester durchgeführt. Der Zeitbedarf für die Vorbereitung und Durchführung der Simulation ist nicht zu unterschätzen und muss in der Planung Berücksichtigung finden. Miteinbezogen werden muss hier die benötigte Zeit für die Entwicklung der Szenarien, die Vorbereitung der Trainings inkl. Aufbau ebenso wie die Nachbereitung und natürlich die Zeit für das Training selbst. Steht man am Beginn der Einführung von

Simulationstrainings, sind zusätzlich Zeiten für die Auseinandersetzung mit der Methode sowie mögliche Hospitationen zu berücksichtigen.

Für uns war die Erstellung des ersten Szenarios ein Meilenstein. Rückblickend sind wir froh, mit einem niedrigen Semester in die Simulation gestartet zu haben, weil sich der Komplexitätsgrad am Ausbildungsniveau orientiert und wir deshalb mit einem „einfachen" Szenario beginnen konnten. Dadurch konnte sichergestellt werden, dass es zu keiner Überforderung der Student*innen sowie der Lehrenden kam. Eine schrittweise Entwicklung wurde dadurch möglich. Hier unser Appell an Sie: Haben Sie keine Angst davor, Fehler zu machen – nutzen Sie die Lernchance! Mit jeder durchgeführten Simulation erfahren Sie eine Kompetenzsteigerung und erlangen Sicherheit im Tun. Was uns geholfen hat, waren Kreativität, Praxisnähe und die Offenheit für Neues.

7.2 Ausstattung

Für die Durchführung der Simulation musste zu Beginn auf ein bestehendes Skills Lab zurückgegriffen werden. Dieses war mit sechs Betten, Nachttischen und Kästen ausgestattet. Nachdem diese Ausstattung nicht die Realität der Praxis widerspiegelte (wo es meist Zwei- bis Dreibettzimmer gab), war es vor dem Simulationstraining notwendig, den Raum zu adaptieren. Dies erforderte auch eine entsprechende Positionierung der Kameras. Um den Auszubildenden eine realitätsnahe Erfahrung zu ermöglichen, war die Anschaffung eines Audio- und Videosystems notwendig.

Für die allerersten Simulationen am Campus wurde noch kein spezielles Debriefing-System angeschafft. Nach Rücksprache mit den IT-Spezialist*innen wurde eine kostengünstige Lösung gefunden, indem ein einfaches Überwachungssystem (mit Bild- und Tonübertragung) im Skills Lab installiert wurde. Die Übertragung der vier Kameras konnte über jeden PC nach Download der entsprechenden App erfolgen. Das Überwachungssystem erwies sich für den Beginn als gute Alternative zu den teuren Audio- und Video-Debriefingsystemen. Mit den laufenden Erfahrungen und Trainings zeigten sich allerdings die Schwachstellen (verzögerte Tonübertragung, fehlende Zoommöglichkeiten ...) und ein aktuelleres und für die Simulation ausgewiesenes Audio- und Videosystem inkl. Debriefingmöglichkeit wurde angekauft.

Die Entscheidung über die Simulatoren wurde uns abgenommen, da der Studiengang bereits über mehrere Mannequins verfügte. Diese wurden ursprünglich für die im Curriculum enthaltenen Skills Trainings angeschafft und entsprachen den technischen Voraussetzungen, die für eine Simulation benötigt werden. Das Mannequin verfügt über folgende Funktionen, welche wir für die Simulation als notwendig erachten: Sprachausgabe, Palpation bestimmter Puls-Taststellen, Atemgeräusche, Möglichkeit der Blutdruckmessung sowie bestimmte invasive Verfahren.

Wenn Sie mit dem Gedanken spielen sich neue Mannequins anzuschaffen, bedenken Sie folgende Punkte:

- Wird das Mannequin nur für Simulationszwecke verwendet oder soll es auch für Skills Trainings verwendet werden?
- Wie ist die Kompatibilität mit dem restlichen technischen Equipment, das Anwendung findet?
- Welches Budget steht zur Verfügung und wie viele Mannequins werden benötigt?
- Was sind die Hauptthemen der Simulationstrainings (Notfallsimulation, Simulation einfacher Abläufe ...)?
- Welche Funktionen müssen unbedingt gegeben und welche Maßnahmen müssen durchführbar sein?

Um den Student*innen ein Sicherheitsnetz und eine Möglichkeit zu bieten, Hilfe zu holen, wurde das Skills Lab mit einem Telefon ausgestattet. Damit stand den ersten Simulationen im Studiengang nichts mehr im Wege.

Aus Erfahrung können wir in Bezug auf die Ausstattung folgende Empfehlungen abgeben:

- Bestimmen Sie drei Räume mit fixer Ausstattung für die Durchführung (Kontrollraum, Debriefing-Raum, Skills Lab).
- Das Patientenzimmer soll so realitätsnah wie möglich ausgestattet werden (Bett, Nachttisch, Verbandswagen inkl. Materialien ...).
- Die installierten Kameras sollten so im Skills Lab positioniert werden, dass alle Aktivitäten im Raum gut beobachtet werden können. Wenn möglich, verwenden Sie Kameras mit Zoom-Funktion.
- Wählen Sie die Mannequins entsprechend dem Szenario aus (Kind, Geschlecht, Funktionen).

7.3 Curriculare Einbettung

Nach den ersten erfolgreichen Simulationstrainings und den positiven Rückmeldungen vonseiten der Student*innen war klar, dass die Simulation als fixer Bestandteil in die einzelnen Semester des Studiengangs integriert werden sollte. Nach Durchsicht des Modulhandbuches zeigten sich mögliche Zeitfenster und Lehrveranstaltungen, die sich für die Integration eigneten. Dabei stellte die Personalressource eine wesentliche Herausforderung dar, da für die Simulation immer zwei Lehrkräfte benötigt werden. Um diesem Anspruch gerecht zu werden, wurden für die Simulation zwei Lehrveranstaltungen zeitgleich geplant (z. B. Reflexionsseminar und pflegepraktische Übungen).

Berücksichtigt werden musste die Gruppengröße der Student*innen. Dabei sind Kleingruppen (10–15 Personen) zu bevorzugen, um den Lernerfolg und die aktive Teilnahme der einzelnen Student*innen zu gewährleisten. Die Simulation wird in Blockveranstaltungen abgehalten, wobei eine Simulationsveranstaltung vier Unterrichtseinheiten umfasst. Eine längere Dauer ist erfahrungsgemäß nicht zu empfehlen, da Aufmerksamkeit sowie Konzentrationsfähigkeit nachlassen. Auch die Anforderungen, welche die Simulationstrainings an uns Lehrpersonen stellen, sollen nicht unterschätzt werden. Neben den kognitiven Anforderungen, die die Szenarienentwicklung sowie die Durchführung der Debriefings verlangt, dürfen die Vor- und Nachbereitung des Skills Lab nicht vergessen werden.

Letztendlich wurde die Simulation in unserem Studiengang folgendermaßen implementiert:

- 1. Semester 1 Block à 4 UE (am Semesterende)
- 2. – 6. Semester 2 Blöcke à 4 UE (jeweils am Beginn und Ende des Semesters)

Es hat sich als sinnvoll erwiesen, die Simulation in der Stundenplanung am Beginn zu berücksichtigen, um die Skills Trainings danach auszurichten.

Vor der curricularen Einbettung der Simulation haben wir uns folgende Fragen gestellt, welche auch für Sie hilfreich sein könnten:

- Wo gibt es im Curriculum Ressourcen, die sich für eine Simulation eignen (z. B. praktische Übungen, im Rahmen eines Reflexionsseminars ...)?
- Welche personellen Ressourcen stehen zur Verfügung (Team Teaching)?
- Sind die Skills Trainings vor den Simulationsblöcken geplant?

Einige Themen und Schwerpunkte der Simulation in unserem Studiengang finden Sie nachfolgend angeführt:

1. Semester: Kontrolle der Vitalparameter, Sauerstoffverabreichung, Pflegeanamnese ...
2. Semester: postoperative Übernahme inkl. Drainagenversorgung ...
3. Semester: Harnretention mit Einmalkatheterismus, komplexe Verbandwechsel ...
4. Semester: Szenarien aus dem Bereich der Kinder- und Jugendpflege ...
5. Semester: Szenarien aus dem Bereich psychiatrische Pflege ...
6. Semester: Szenarien aus dem Bereich der Neurologie und Onkologie

Die Komplexität und Vielschichtigkeit der einzelnen Fälle wird mit zunehmenden Semestern immer größer und fordernder.

7.4 Szenarienplanung

Das Verfassen des ersten Szenarios war für uns eine große Herausforderung. Es stellten sich die Fragen, wo wir beginnen, wie komplex die Handlungen sein sollten und welche Punkte verschriftlicht werden mussten. Die Grundidee für das Szenario war sehr schnell gefunden, die Verschriftlichung nahm einige Zeit in Anspruch. Da in jedem Drehbuch wesentliche Aspekte berücksichtigt werden müssen (siehe Kapitel 5.2, Szenarienplanung und -entwicklung), erstellten wir eine für uns praktikable Vorlage (siehe Anhang). Dies gewährleistet auch, dass alle Szenarien im Studiengang dem gleichen Aufbau folgen. Sollten Ideen fehlen, hilft es, sich mit Kolleg*innen aus der Praxis abzusprechen, Hospitationen durchzuführen oder auf fertige Szenarien aus der Literatur zurückzugreifen.

Anhand eines Beispiels schildern wir Ihnen die Planung eines Szenarios, welches so in unserem Studiengang zur Anwendung kommt:

Die Zielgruppe für das Beispiel sind Student*innen des 2. Semesters nach Abschluss der Lehrveranstaltung „Perioperative Pflege“ sowie der zugehörigen praktischen Übungen. Im ersten Schritt erfolgt die Festlegung der Lernergebnisse.

Beispielszenario „Präoperative Vorbereitung“

Zielgruppe:	2. Semester nach Abschluss der ILV „Perioperative Pflege“
Lernergebnisse:	Die Student*innen bereiten den Patienten, die Patientin laut Checkliste für die Operation vor. Die Student*innen erkennen die präoperative Angst des Patienten, der Patientin und wenden situationsgerechte Kommunikationstechniken an.

Ausgehend von den Lernergebnissen wurde ein Fall konstruiert. Berücksichtigt wurden dabei Alter, Geschlecht, Name, soziale Informationen, medizinische Diagnosen ...

Beispielszenario „Präoperative Vorbereitung“

Name:	Schuberth Herta
Alter:	48 Jahre
Größe/Gewicht:	170 cm/98 kg
Geburtsdatum:	30.4.1974
Familienstand:	geschieden
Beruf:	Köchin

Medizinische Diagnosen: Cholezystolithiasis
Mögliche Pflegediagnosen: Übergewicht, Angst

Sie sind Praktikant*in im 2. Semester und befinden sich auf der allgemeinchirurgischen Bettenstation. Frau Schuberth ist eine 48-jährige Patientin, die aufgrund starker Oberbauchschmerzen aufgenommen wurde. Für heute ist ein laparoskopische CHE geplant. Die Aufklärung durch den diensthabenden Chirurgen sowie eine Anästhesieaufklärung sind bereits erfolgt.
Sie werden von der Stationsleitung gebeten, die Patientin präoperativ vorzubereiten, da diese in ca. 30 min für die OP abgeholt wird.

Szenarienskript/Drehbuch schreiben

Ausgehend von der Aufgabenstellung entwickelt sich das Drehbuch. Dabei berücksichtigen wir unter anderem folgende Aspekte:

- Teilnehmer*innen
  - Für wie viele Student*innen ist das Szenario geplant? (Wir planen unsere Szenarien in der Regel für zwei Personen, um den Student*innen Unterstützung durch eine*n Kolleg*in zu ermöglichen.)
  - Gibt es eine aktive, eine passive Rolle?
- Weitere Mitwirkende
  - Gibt es Rollen, die von weiteren Personen übernommen werden müssen (Simulationspatient*innen, Angehörige, Ärzt*innen ...)?
- Simulationsumgebung (Materialien, Raumausstattung ...)
  - Wie soll der Raum ausgestattet sein?
  - Gibt es Mitpatient*innen?
  - Welche Utensilien muss der Raum enthalten (Stethoskop, Telefon, Getränke, Verbandswagen ...)?
- Informationen zum benötigten Mannequin
  - Werden spezielle Attrappen benötigt? Welches Geschlechtsteil braucht das Mannequin?
- Material für die Student*innen
  - Was bekommen die Student*innen von Ihnen mit?
- Voreinstellungen am Mannequin
  - Sind bestimmte Voreinstellungen am Mannequin vorzunehmen (z. B. Blutdruck, Puls, Atemgeräusche ...)?

Beispielszenario „Präoperative Vorbereitung“

Szenario für zwei Student*innen geplant
Zwei Lehrende – eine*r im Kontrollraum, eine*r im Debriefing-Raum

Checkliste für den Raum

- Bett mit weiblichem Mannequin + Venenverweilkanüle + Elomel isoton 500 ml + OP-Markierung
- Patientenidentifikationsband
- Bettkärtchen Zimmernummer 17
- Nachtkästchen und etwas zu trinken und zu essen
- Rufglocke in Reichweite

Den Student*innen mitgeben:

- Fieberkurve chirurgische Station (vorausgefüllt)
- Prämedikation/Anästhesieaufklärung
- Präoperative Checkliste
- Chirurgische Aufklärung
- Laborbefund
- Pflegeanamnese, Pflegedokumentation
- Blutdruckmanschette und Stethoskop
- Fieberthermometer

Weiterführend haben wir uns damit auseinandergesetzt, welche Handlungsschritte wir von den Student*innen erwarten. Diese wurden checklistenartig im Szenario angeführt, wobei wir uns an den Handlungsschemata orientierten. Aus unserer Erfahrung empfiehlt es sich, auch festzuhalten, wann das Szenario beendet ist.

Beispielszenario „Präoperative Vorbereitung"

Ausgangssituation

Patientin liegt im Bett, die Student*innen sollen:

- den Raum korrekt betreten (anklopfen)
- die Patientin begrüßen und über die geplante Tätigkeit informieren
- vor Patientenkontakt Händedesinfektion durchführen

Vorbereitung

- korrekte Patientenidentifikation durchführen
- Kontrolle der Patientenunterlagen auf Vollständigkeit
- präoperative Checkliste beachten

Durchführung

- Vitalzeichenkontrolle (RR 149/85, Puls 95, Temperatur 36,7 °C, O_2 90 %) durchführen
- auf ergonomisches Arbeiten achten
- Dokumentation der Vitalzeichen
- Prämedikation verabreichen
- OP-Markierung kontrollieren

Nachbereitung

- Patienteninformation über weiteres Prozedere (nicht aufstehen, Abholung in 30 min ...)
- Essen und Getränke wegräumen

Das Szenario ist beendet, wenn die Vitalzeichen dokumentiert, die präoperative Checkliste ausgefüllt und die Patientin über den weiteren Verlauf informiert ist.

Zusätzlich werden von uns Informationen festgehalten, die der*die Lehrende im Kontrollraum benötigt, um die Rolle des Patienten, der Patientin übernehmen zu können.

Beispielszenario „Präoperative Vorbereitung"

- Die Patientin ist sehr ängstlich.
- Es ist ihre erste Operation.
- Sie weiß nicht, was sie erwartet.
- Sie fragt immer wieder, wann es losgeht.
- Sie fragt, was genau operiert wird.
- Sie fragt, wann sie wieder nach Hause darf.

Ebenso werden „Life Safer" bzw. „Szenario Safer" von uns eingebaut.

Beispielszenario „Präoperative Vorbereitung"

- Frau Schuberth gibt an, dass die Pflegerin vorher etwas von einer Tablette gesagt hat, die beruhigt (weil sie solche Angst hat).
- Die Kollegin vorher hat etwas von einer Liste gesagt, die noch ausgefüllt werden muss.

Wir empfehlen, die Informationen für das Briefing der Student*innen gesondert auf einer Seite darzustellen.

Beispielszenario „Präoperative Vorbereitung"

Patientendaten:

Name: Schuberth Herta
Alter: 48 Jahre
Größe/Gewicht: 170 cm/98 kg
Geburtsdatum: 30.4.1974
Familienstand: geschieden
Beruf: Köchin

Medizinische Diagnosen/Pflegediagnosen:

Medizinische Diagnosen: Cholezystolithiasis
Pflegediagnosen: Übergewicht, Angst

Status und aktueller Krankheitsverlauf:

Sie sind Praktikant*in im 2. Semester und befinden sich auf der allgemeinchirurgischen Bettenstation. Frau Schuberth ist eine 45-jährige Patientin, die aufgrund starker Oberbauchschmerzen aufgenommen wurde. Für heute ist ein laparoskopische CHE geplant. Die Aufklärung durch den diensthabenden Chirurgen sowie eine Anästhesieaufklärung sind bereits erfolgt.
Sie werden von der Stationsleitung gebeten, die Patientin präoperativ vorzubereiten, da diese in ca. 30 min für die OP abgeholt wird.

Es lohnt sich, hier Zeit zu investieren und die fertig erstellten Drehbücher sowie die nötigen Unterlagen zu speichern. So sind die Szenarien für alle zugänglich und können jederzeit wiederverwendet werden. Erstellen Sie eine nachhaltige Sammlung unterschiedlicher Szenarien für Ihren Bereich.

7.5 Ablauf der Simulation

Mittlerweile ist die Simulation fester Bestandteil in unserem Studiengang. Im ersten Semester bekommen die Student*innen zusätzlich eine Einführung in die Methode der Simulation. Dabei besprechen wir grundlegende Aspekte und Annahmen, die mit der Lehrmethode einhergehen, um auf diese Weise grundlegendes Verständnis für eine Fehlerkultur zu entwickeln.

Da die Simulation zu den praktischen Ausbildungsstunden zählt und um dem Realitätsgrad zu entsprechen, müssen die Auszubildenden in Praktikumskleidung erscheinen.

Nachfolgende Abbildung zeigt den Ablauf des Simulationstrainings in seinen einzelnen Phasen.

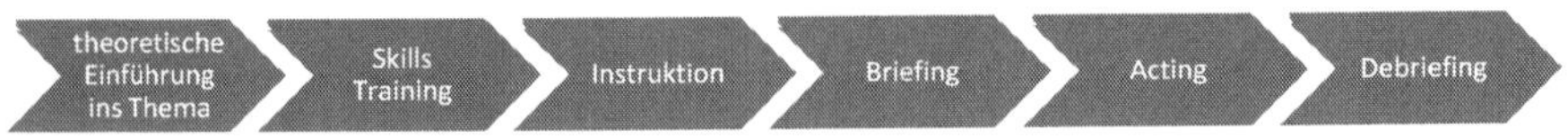

Abbildung 8: Phasen des Simulationstrainings

Theoretische Einführung und Skills Training

Voraussetzung für die Durchführung eines Simulationstrainings in unserem Studiengang ist, dass jene Lehrveranstaltungen absolviert wurden, die für die Bewältigung der Szenarien erforderlich sind. Dies kann theoretische, aber auch praktische Lehrveranstaltungen betreffen (z.B. Verbandstechniken, Legen einer nasogastralen Sonde ...). Erst im Anschluss daran ist unserer Meinung nach ein Simulationstraining überhaupt sinnvoll.

An unseren Trainings nehmen Kleingruppen mit maximal 15 Personen teil. Der Vorteil von Kleingruppen ist, dass möglichst viele Student*innen aktiv an der Simulation teilnehmen können. Nachdem die Lernergebnisse und das Drehbuch verfasst wurden, werden die Student*innen über die Schwerpunktthemen informiert. Dies ermöglicht es ihnen, sich gezielt vorzubereiten, und verhindert eine Überforderung.

Instruktion

Wir beginnen die Simulationstrainings immer gemeinsam im Debriefing-Raum mit einer Besprechung über Ausstattung, Equipment, benötigte Utensilien und räumliche Gegebenheiten. Zusammen mit den Student*innen werden die Funktionen des verwendeten Mannequins besprochen. Dies erfolgt vor dem Hintergrund, dass die Student*innen genau wissen, welche Funktionen die Mannequins besitzen bzw. was nicht simuliert werden kann. Aus Erfahrung können wir sagen, dass dieser Punkt für den Ablauf und den Erfolg des Simulationstrainings von wesentlicher Bedeutung ist. So kann z. B. an unserem Mannequin keine Blutzuckermessung durchgeführt werden. Sollte dies im Rahmen eines Szenarios erforderlich werden, erhalten die Student*innen vorab die Auskunft, wie sie damit umgehen sollen (z. B.: am Blutzuckergerät eine Klebeetikette mit dem entsprechenden Wert anbringen). Auch wenn die Räume und Funktionen bekannt sind, werden sie von Mal zu Mal wiederholt, um den Student*innen für die Durchführung Sicherheit und Orientierung zu vermitteln. Weiters wird auch auf das Telefon sowie die Telefonnummern hingewiesen. Darüber können die Student*innen – wie auch in der Realität – Hilfe von Arzt*Ärztin bzw. DGKP anfordern.

Nach erfolgter Instruktion steht der Durchführung nichts mehr im Wege. Pro Szenario werden zwei Student*innen mit der Aufgabenstellung betraut. Gibt es keine Freiwilligen, werden Student*innen von uns ausgewählt. Wir dokumentieren fortlaufend, wer an welchem Szenario beteiligt war. So wird sichergestellt, dass jede*r Student*in zumindest einmal die aktive Rolle im Simulationstraining übernimmt.

Briefing

Der Startschuss für ein Szenario ist das Briefing. Dabei werden sowohl die aktiven Teilnehmer*innen als auch die Beobachter*innen von uns über das Szenario informiert. Der*die Lehrende, der*die über den Kontrollraum (Steuerungsraum) durch das Szenario leitet, übernimmt das Briefing der Akteur*innen. Dabei wird die Ausgangslage geschildert und werden die vorbereiteten „Krankenunterlagen“ ausgehändigt. Nach der Übergabe haben die Student*innen ein paar Minuten Zeit, sich abzusprechen und eventuell notwendige Tätigkeiten aufzuteilen.

Zeitgleich führt im Debriefing-Raum die zweite Lehrkraft die Beobachtergruppe ins Szenario ein. Zusätzlich erhält die Gruppe gezielte Aufgabenstellungen zum Szenario, wie z. B. Erstellung von Pflegediagnosen oder das Wiederholen geforderter Handlungsschemata.

Acting

Bevor das Szenario startet, werden die Akteur*innen mit Headsets ausgestattet, damit die Beobachter*innen im Debriefing-Raum die Teilnehmer*innen gut verstehen können. Ein vorab durchgeführter „Technik-Check" hat sich unserer Meinung nach als sinnvoll erwiesen, um technische Probleme wie z. B. Tonunterbrechungen zu vermeiden.

Während die Student*innen das Szenario bearbeiten, ist die Lehrperson im Kontrollraum gefordert, (je nach Situation) flexibel zu reagieren. Das Video- und Audiosystem überträgt ohne Zeitverlust den Livestream in den Debriefing-Raum, in welchem die Beobachtergruppe den Akteur*innen zusieht. Durch konkrete Beobachtungsaufgaben (z. B. Beobachtung auf Hygiene, Arbeitsabläufe, Kommunikation ...), welche die Student*innen vor dem Start erhalten, ist auch die Gruppe gefordert, aktiv zuzusehen. Hier ist es wichtig, bereits während der Beobachtung ein positives Lernklima zu schaffen. Dazu zählt, dass während der Durchführung niemand belächelt und bewertet wird.

Mit der im Drehbuch festgelegten Handlung wird das Szenario bei uns über ein Raummikrofon durch den Satz „Szenario beendet" abgeschlossen. Wenn wir feststellen, dass die Student*innen Gefahr laufen, den*die Patient*in zu gefährden, wird das Szenario unterbrochen. Wir debriefen die bisherige Handlung und ermöglichen den Student*innen, das Szenario erneut durchzuführen, um es positiv abzuschließen.

Debriefing

Nach dem Acting treffen sich alle Beteiligten wieder im Debriefing-Raum. Wir haben uns für das Debriefing eine eigene Checkliste mit Fragestellungen erarbeitet. Um den Prozess zu starten, erhalten die handelnden Personen das erste Wort. Es hat sich vor allem in den niedrigen Semestern bewährt, das Debriefing mit gezielten Leitfragen zu unterstützen, um den Fokus auf die Lernergebnisse zu lenken. Dabei verwenden wir auch bewusst gewählte Videosequenzen, und die Beobachtergruppe unterstützt mit konstruktivem Feedback. Auch hier können wir berichten, dass das Einbeziehen des Feedbacks der Kolleg*innen wesentlich ist, um Eigen- und Fremdwahrnehmung in Einklang zu bringen. Schwer fällt es den Student*innen, die eigene Leistung zu benennen – dies besonders, wenn es sich um „gute Handlungsabläufe" handelt. Wir versuchen deshalb, gezielt darauf Rücksicht zu nehmen. Das letzte Wort im Debriefing erhalten wieder die handelnden Personen, die ihren Lernerfolg des Tages bekanntgeben und klar mitteilen, was sie mitnehmen.

Die Erfahrung zeigt, dass es durch die regelmäßigen Simulationstrainings zu einem sehr wertvollen und ehrlichen Austausch zwischen den Student*innen kommt. Mit wachsender Erfahrung nehmen Unsicherheit und Befürchtungen, die möglicherweise zu Beginn vorhanden waren, ab. Die Angst, Fehler zu machen und beurteilt zu werden, reduziert sich, während die Student*innen zunehmend die Chance erkennen, zu lernen.

7.6 Interdisziplinäre Simulation

Da Angehörige eines Gesundheitsberufs in der Regel im multidisziplinären Setting arbeiten, ist es sinnvoll, die Interdisziplinarität auch in die Ausbildung zu bringen. Der Vorteil bei uns ist, dass alle Gesundheitsberufe – ausgenommen die Medizin – an einem Standort ausgebildet werden. Dadurch wird der Austausch der unterschiedlichen Professionen gefördert. In einem Pausengespräch mit Kolleg*innen aus dem Studiengang Physiotherapie und Logopädie entwickelte sich die Idee, die Simulation interdisziplinär durchzuführen. Basierend auf der Grundidee waren wesentliche Rahmenbedingungen zu klären: Abstimmung der Planung der Praktika, Identifizieren passender Lehrveranstaltungen in den drei Studiengängen, personelle Ressourcen und Festlegen des Lernfeldes. Da es uns nicht möglich war, Lernfelder für alle drei Studiengänge in einem Szenario zu finden, wurde je ein Szenario mit dem Studiengang Physiotherapie und Logopädie erstellt.

Um Ihnen einen Einblick in die interdisziplinäre Simulation bei uns zu geben, erläutern wir Ihnen nachfolgend den Ablauf des Simulationstrainings von Gesundheits- und Krankenpflege sowie Physiotherapie.

Die Vorbereitungen waren sehr zeitintensiv. Mehrfache Treffen mit den Lehrenden der Physiotherapie waren nötig, um gemeinsam ein Szenario zu entwickeln. Um das Simulationstraining mit anderen Professionen durchführen zu können, müssen alle Beteiligten ein Grundverständnis für die Lehrmethode mitbringen. In unserem Fall war es so, dass wir Lehrende aus der Gesundheits- und Krankenpflege bereits mehrere Simulationstrainings absolviert hatten, die Lehrenden der Physiotherapie aber noch keine Erfahrung aufwiesen. Somit war es nötig, die Kolleg*innen einzuschulen. Dies erfolgte auch durch Hospitationen an laufenden Simulationstrainings in der Gesundheits- und Krankenpflege. Bei diesen Treffen wurden mögliche Lernfelder diskutiert und wir einigten uns darauf, ein Szenario aus dem Bereich der Neurologie zu kreieren. Den Schwerpunkt Neurologie behandeln die Student*innen aus der Physiotherapie im 4. Semester. In der Gesundheits- und Krankenpflege ist es geplant, Szenarien aus der Neurologie im 6. Semester zu absolvieren. Wir haben versucht, die Lernergebnisse so zu wählen, dass die Zusammenarbeit der Student*innen der unterschiedlichen Professionen im Mittelpunkt steht. Der Schnittpunkt ergab sich im gewählten Lernfeld „Mobilität".

Interdisziplinäre Simulation

Lernergebnisse:
Die Student*innen der Physiotherapie und Gesundheits- und Krankenpflege

- transferieren den Patienten, die Patientin fachgerecht in den Rollstuhl. Dabei übernimmt der*die Student*in der Physiotherapie die aktive Rolle und leitet den Kollegen, die Kollegin der Gesundheits- und Krankenpflege an.
- kommunizieren in der Zusammenarbeit professionell und wertschätzend.

Nachdem die Lernergebnisse feststanden, haben wir das Drehbuch gemeinsam erarbeitet (siehe Anhang). Danach mussten auch die Student*innen der Physiotherapie mit der Lehrmethode vertraut gemacht werden. Vor allem eine Einschulung auf die Mannequins war notwendig, da die Auszubildenden die therapeutischen Übungen in der Regel an den Kolleg*innen durchführen. Diese Einschulung erfolgte an einem separaten Tag in einem Zeitrahmen von zwei Stunden. An der interdisziplinären Simulation nahmen zehn Student*innen der Physiotherapie und zwölf Student*innen der Gesundheits- und Krankenpflege teil. Begleitet wurden sie durch zwei Lehrpersonen aus der Gesundheits- und Krankenpflege sowie eine Lehrperson aus der Physiotherapie. Das Szenario wurde so geplant, dass je ein*e Student*in des jeweiligen Studiengangs aktiv daran teilnahm. Die Student*innen meldeten sich freiwillig. Da sie sich nicht näher kannten, wurde ihnen ausreichend Zeit für Austausch und Vorbereitung gegeben. Aufgrund der größeren Erfahrung wurde die Rolle der*des Patient*in durch eine Lehrkraft der Gesundheits- und Krankenpflege übernommen. Der*die Lehrende der Physiotherapie unterstützte im Kontrollraum mit seinem*ihrem professionsspezifischen Wissen und mit Hinweisen.

Das Debriefing im Anschluss erfolgte nach dem bekannten Schema der Lehrenden aus der Gesundheits- und Krankenpflege. Hier zeigten sich erste Herausforderungen. Es braucht das Fachwissen der jeweiligen Profession, um die Student*innen gezielt in den Lernprozess zu bringen und damit ihren Lernerfolg nachhaltig zu sichern. Aus unserer Erfahrung würden wir empfehlen, das Debriefing vorab genau abzusprechen und eine gemeinsame Debriefingstruktur für interdisziplinäre Simulationen zu erstellen.

Die Student*innen gaben an, dass es herausfordernd war, mit anderen Berufsgruppen zusammenzuarbeiten, sich auf andere verlassen zu müssen und sich von einer anderen Profession anleiten zu lassen. Trotz dieser Herausforderungen war das Feedback jedoch durchwegs positiv, und der Wunsch nach einer Wiederholung war gegeben. Auch wenn wir das Lern-Outcome nicht explizit gemessen haben, berichteten doch die Student*innen selbst von einem großen Lernzuwachs.

Literaturverzeichnis

Abulebda, K., Auerbach, M. & Limaiem, F. (2021): *Debriefing Techniques Utilized in Medical Simulation*. https://www.ncbi.nlm.nih.gov/books/NBK546660/

Al Sabei, S. D. & Lasater, K. (2016): Simulation debriefing for clinical judgment development: A concept analysis. *Nurse education today* 45, 42–47. https://doi.org/10.1016/j.nedt.2016.06.008

Al-Ghareeb, A. Z. & Cooper, S. J. (2016): Barriers and enablers to the use of high-fidelity patient simulation manikins in nurse education: an integrative review. *Nurse education today 36*, 281–286. https://doi.org/10.1016/j.nedt.2015.08.005

Astbury, J., Ferguson, J., Silverthorne, J., Willis, S. & Schafheutle, E. (2021): High-fidelity simulation-based education in pre-registration healthcare programmes: a systematic review of reviews to inform collaborative and interprofessional best practice. *Journal of interprofessional care 35* (4), 622–632. https://doi.org/10.1080/13561820.2020.1762551

Benner, P. E. (2017): *Stufen zur Pflegekompetenz: From novice to expert* (3., unveränderte Auflage). Bern: Hogrefe.

Bernd, S. (2021): *Double loop learning – Wie Lernen zum Kulturwandel führt.* Boris Gloger, 29. November. https://www.borisgloger.com/blog/2021/11/29/double-loop-learning-wie-lernen-zum-kulturwandel-fuehrt

Biggs, J. B. & Tang, C. S. (2011): *Teaching for quality learning at university: What the student does. UK Higher Education OUP Humanities and Social Sciences Higher Education OUP Ser.* (4. Aufl.). McGraw-Hill: Open University Press.

Boet, S., Bould, M. D., Bruppacher, H. R., Desjardins, F., Chandra, D. B. & Naik, V. N. (2011): Looking in the mirror: self-debriefing versus instructor debriefing for simulated crises. *Critical care medicine* 39 (6), 1377–1381. https://doi.org/10.1097/CCM.0b013e31820eb8be

Bourke, S. L., Cooper, S., Lam, L. & McKenna, L. (2021): Undergraduate Health Professional Students' Team Communication in Simulated Emergency Settings: A Scoping Review. *Clinical Simulation in Nursing* 60, 42–63. https://doi.org/10.1016/j.ecns.2021.07.004

Cant, R. P. & Cooper, S. J. (2017): The value of simulation-based learning in pre-licensure nurse education: A state-of-the-art review and meta-analysis. *Nurse education in practice* 27, 45–62. https://doi.org/10.1016/j.nepr.2017.08.012

Chabrera, C., Dobrowolska, B., Jackson, C., Kane, R., Kasimovskaya, N., Kennedy, S., Lovri , R., Palese, A., Treslova, M. & Cabrera, E. (2021): Simulation in Nursing Education Programs: Findings From an International Exploratory Study. *Clinical Simulation in Nursing* 59, 23–31. https://doi.org/10.1016/j.ecns.2021.05.004

Colomer, J., Pallisera, M., Fullana, J., Burriel, M. P. & Fernández, R. (2013): Reflective Learning in Higher Education: A Comparative Analysis. *Procedia – Social and Behavioral Sciences* 93 (4), 364–370. https://doi.org/10.1016/j.sbspro.2013.09.204

Cooper, S., Cant, R., Bogossian, F., Kinsman, L., Bucknall, T. & FIRST ACT Research Team (2015): Patient Deterioration Education: Evaluation Patient Deterioration Education: Evaluation of Face-to-Face Simulation and e-Simulation Approaches. *Simulation in Nursing* 11 (2), 97–105. https://doi.org/10.1016/j.ecns.2014.10.010

Cooper, S., Cant, R., Porter, J., Bogossian, F., McKenna, L., Brady, S. & Fox-Young, S. (2012): Simulation based learning in midwifery education: a systematic review. *Women and birth* 25 (2), 64–78. https://doi.org/10.1016/j.wombi.2011.03.004

Cunningham, S., Foote, L., Sowder, M. & Cunningham, C. (2018): Interprofessional education and collaboration: A simulation-based learning experience focused on common and complementary skills in an acute care environment. *Journal of interprofessional care* 32 (3), 395–398. https://doi.org/10.1080/13561820.2017.1411340

Engelhardt, J. (2021): Theorie-Praxistransfer in der dreijährigen Pflegeausbildung. In: A. Kerres, C. Wissing & B. Wershofen (Hrsg.): *Skillslab in Pflege und Gesundheitsfachberufen: Intra- und interprofessionelle Lehrformate*. Berlin, Heidelberg: Springer, 49–62.

Fengler, J. (2017): *Feedback geben: Strategie und Übungen* (5. Auflage). Weinheim: Beltz.

Ferguson, J., Astbury, J., Willis, S., Silverthorne, J. & Schafheutle, E. (2020): Implementing, embedding and sustaining simulation-based education: What helps, what hinders. *Medical education* 54 (10), 915–924. https://doi.org/10.1111/medu.14182

Fuchs, W. & Rogmann, J. (2012a): Erfahrungsbasiertes Lernen – Ein Modell für eine theoriegeleitete Vermittlung von Schlüsselkompetenzen. In: B. Berendt, H.-P. Voss & J. Wildt (Hrsg.): *Neues Handbuch Hochschullehre: Lehren und Lernen effizient gestalten*. Raabe Fachverlag für Wissenschaftsinformation.

Fuchs, W. & Rogmann, J. (2012b): *Erfahrungsbasiertes Lernen – Ein Modell für eine theoriegeleitete Vermittlung von Schlüsselkompetenzen*. https://www.researchgate.net/profile/Jens-Rogmann/publication/341050601_Erfahrungsbasiertes_Lernen_-_Ein_Modell_fur_eine_theoriegeleitete_Vermittlung_von_Schlusselkompetenzen/links/5eaae53ba6fdcc70509c4d52/Erfahrungsbasiertes-Lernen-Ein-Modell-fuer-eine-theoriegeleitete-Vermittlung-von-Schluesselkompetenzen.pdf

Gaba, D. M. (2000): Anaesthesiology as a model for patient safety in health care. *BMJ* 320 (7237), 785–788. https://doi.org/10.1136/bmj.320.7237.785

Granheim, B. M., Shaw, J. M. & Mansah, M. (2018): The use of interprofessional learning and simulation in undergraduate nursing programs to address interprofessional communication and collaboration: An integrative review of the literature. *Nurse education today* 62, 118–127. https://doi.org/10.1016/j.nedt.2017.12.021

Gügel, M. & Kern, M. (2021): Aufbau eines Simlabs an einem Bildungszentrum. In: A. Kerres, C. Wissing & B. Wershofen (Hrsg.): *Skillslab in Pflege und Gesundheitsfachberufen: Intra- und interprofessionelle Lehrformate.* Berlin, Heidelberg: Springer, 35–48.

Hackstein, A. (2016a). CRM – Erfahrungen aus der Praxis. In: A. Hackstein, V. Hagemann, F. v. Kaufmann & H. Regener (Hrsg.): *Handbuch Simulation.* Stumpf + Kossendey, S. 65.

Hackstein, A. (2016b): Rahmenbedingungen der Simulation. In: A. Hackstein, V. Hagemann, F. v. Kaufmann & H. Regener (Hrsg.): *Handbuch Simulation.* Stumpf + Kossendey, 163–173.

Hackstein, A. (2016c): Trainer in der Simulation – eine besondere Herausforderung? In: A. Hackstein, V. Hagemann, F. v. Kaufmann & H. Regener (Hrsg.): *Handbuch Simulation.* Stumpf + Kossendey, 156–162.

Hagemann, V. (2016): Wie funktioniert Lernen? In: A. Hackstein, V. Hagemann, F. v. Kaufmann & H. Regener (Hrsg.): *Handbuch Simulation.* Stumpf + Kossendey, S. 111.

Hofinger, G. (2016): Faktor Mensch und nicht technische Fertigkeiten – „Non-Technical Skills". In: A. Hackstein, V. Hagemann, F. v. Kaufmann & H. Regener (Hrsg.): *Handbuch Simulation.* Stumpf + Kossendey, 41–47.

Hofinger, G. (2018): Human Facotors für Simulationstrainings. In: M. St. Pierre & G. Breuer (Hrsg.): *Simulation in der Medizin.* Berlin, Heidelberg: Springer, 178–186.

Hörmann, M. & Vollstädt, W. (2009): *Lernfeldorientierung konkret: Eine Arbeitshilfe für die Altenpflegeausbildung.* https://www.inbas.com/fileadmin/user_upload/veroeffentlichungen/2009/2009_Hoermann_Vollstaedt_Lernfeldorientierung_konkret.pdf

INACSL Standards Committee (2016a): INACSL Standards of Best Practice: SimulationSM Simulation Design. *Clinical Simulation in Nursing* 12, 5–12. https://doi.org/10.1016/j.ecns.2016.09.005

INACSL Standards Committee (2016b): INACSL Standards of Best Practice: SimulationSM Simulation Glossary. *Clinical Simulation in Nursing 12*, 39–47. https://doi.org/10.1016/j.ecns.2016.09.012

Inkaya, B. V., Tuzer, H. & Elcin, M. (2020): The Impact of Simulation-Based Education on Students' Knowledge and Skills in Diabetic Foot Examination. *International Journal of Caring Sciences* 13 (1), 431–437. http://www.internationaljournalofcaringsciences.org/docs/48_inkaya_original_13_1.pdf

Issenberg, S. B., McGaghie, W. C., Petrusa, E. R., Lee Gordon, D. & Scalese, R. J. (2005): Features and uses of high-fidelity medical simulations that lead to effective learning: a BEME systematic review. *Medical teacher* 27 (1), 10–28. https://doi.org/10.1080/01421590500046924

Jank, W. & Meyer, H. (1991): *Didaktische Modelle*. Cornelson.

Jaye, P., Thomas, L. & Reedy, G. (2015): 'The Diamond': a structure for simulation debrief. *The clinical teacher* 12 (3), 171–175. https://doi.org/10.1111/tct.12300

Katzlinger, E. (2008): *Lernspirale nach Kolb im vorschulischen technikgestützten Sprachlernprozess*. Johannes Kepler Universität. https://dl.gi.de/bitstream/handle/20.500.12116/7053/Katzlinger_2008.pdf?sequence=2&isAllowed=y

Keiser, M. M. & Turkelson, C. (2017): Using Students as Standardized Patients: Development, Implementation, and Evaluation of a Standardized Patient Training Program. *Clinical Simulation in Nursing* 13, 321–330. https://doi.org/10.1016/j.ecns.2017.05.008

Kelly, M., Berragan, E., Husebø, S. E. & Orr, F. (2016): Simulation in Nursing Education – International Perspectives and Contemporary Scope of Practice. *Journal of nursing scholarship: an official publication of Sigma Theta Tau International Honor Society of Nursing* 48 (3), 312–321. https://doi.org/10.1111/jnu.12208

Kelly, M., Husebø, E. S., Rystedt, H., Escher, C., Creutzfeldt, J., Meurling, L., Felländer-Tsai & Hult, H. (2019): Preparing for Team Work Training in Simulation. In: M. Abrandt Dahlgren, H. Rystedt, L. Felländer-Tsai & S. Nyström (Hrsg.): *Interprofessional Education in Health Care: Materiality, Embodiment, Interaction*. Berlin, Heidelberg: Springer, 59–89.

Kerres, A., Wissing, C. & Wershofen, B. (Hrsg.) (2021): *Skillslab in Pflege und Gesundheitsfachberufen: Intra- und interprofessionelle Lehrformate*. Berlin, Heidelberg: Springer. https://doi.org/10.1007/978-3-662-61928-5

Kester, L., Kirschner, P. A., van Merriënboer, J. J. & Baumer, A. (2001): Just-in-time information presentation and the acquisition of complex cognitive skills. *Computers in Human Behavior* 17 (4), 373–391. https://doi.org/10.1016/s0747-5632(01)00011-5

Kirsten, A. & Kagermann, D. (2018): Simulation in der Berufsausbildung der Pflege. In: M. St. Pierre & G. Breuer (Hrsg.): *Simulation in der Medizin*. Berlin, Heidelberg: Springer, 445–465.

Kleib, M., Jackmann, D. & Duarte-Wisnesky, U. (2021): Interprofessional simulation to promote teamwork and communication between nursing and respiratory therapy students: A mixed-method research study. *Nursing Education Today 99*, 1–6. https://doi.org/10.1016/j.nedt.2021.104816

Kluge, A. (2016): Psychologisch wissenschaftliche Hintergründe: Lernen aus Erfahrung. In: A. Hackstein, V. Hagemann, F. v. Kaufmann & H. Regener (Hrsg.): *Handbuch Simulation*. Stumpf + Kossendey, 111–120.

Lackes, R., Siepermann, M., Rottman, H., Auer, B. R. & Lübbecke, M. (2018): *Simulation*. Gabler Wirtschaftslexikon. https://wirtschaftslexikon.gabler.de/definition/simulation-43833/version-267158

Laerdal Medical (2022): *Ein systematischer Ansatz: Der Lernkreislauf (Circle of Learning)*. https://laerdal.com/de/learn/circle-of-learning/

Lavoie, P., Pepin, J. & Cossette, S. (2015): Development of a post-simulation debriefing intervention to prepare nurses and nursing students to care for deteriorating patients. *Nurse education in practice* 15 (3), 181–191. https://doi.org/10.1016/j.nepr.2015.01.006

Liaw, S. Y., Wu, L. T., Soh, S. L. H., Ringsted, C., Lau, T. C. & Lim, W. S. (2020): Virtual Reality Simulation in Interprofessional Round Training for Health Care Students: A Qualitative Evaluation Study. *Clinical Simulation in Nursing* 45, 42–46. https://doi.org/10.1016/j.ecns.2020.03.013

Lin, H.-H. (2015): Effectiveness of simulation-based learning on student nurses' self-efficacy and performance while learning fundamental nursing skills. *Technology and health care: official journal of the European Society for Engineering and Medicine* 24 (1), 369–375. https://doi.org/10.3233/THC-151094

Luo, D., Yang, B.-X., Liu, Q., Xu, A., Fang, Y., Wang, A., Yu, S. & Li, T. (2021): Nurse educators perceptions of simulation teaching in Chinese context: benefits and barriers. *PeerJ – Life and Environment* 9. https://doi.org/10.7717/peerj.11519

Madsgaard, A., Smith-Strøm, H., Hunskår, I. & Røykenes, K. (2022): A rollercoaster of emotions: An integrative review of emotions and its impact on health professional students' learning in simulation-based education. *Nursing open* 9 (1), 108–121. https://doi.org/10.1002/nop2.1100

Mangine, D. (2018): The challenges and benefits of interprofessional education in simulation. *Simtalk Blog* (7. August). https://blog.simtalkblog.com/blog/the-challenges-and-benefits-of-interprofessional-education-in-simulation

Moran, V., Wunderlich, R. & Rubbelke, C. (2018): *Simulation: Best Practices in Nursing Education*. Berlin, Heidelberg: Springer.

Morrell, B. L. M., Carmack, J. N., Kemery, S., Moore, E. S., Voll, C. A., Nichols, A. M., Hetzler, K. E., Toon, J. & Moore, S. M. (2019): Emergency on Campus! Quantitative Analysis of the Effects of an Interprofessional Simulation on Health Care Students. *Athletic Training Education Journal* 14 (2), 92–98. https://doi.org/10.4085/140292

Mulvogue, J., Ryan, C. & Cesare, P. (2019): Nurse simulation facilitator experiences learning open dialogue techniques to encourage self-reflection in debriefing. *Nurse education today* 79, 142–146. https://doi.org/10.1016/j.nedt.2019.05.021

Mulyadi, M., Tonapa, S. I., Rompas, S. S. J., Wang, R.-H. & Lee, B.-O. (2021): Effects of simulation technology-based learning on nursing students' learning outcomes: A systematic review and meta-analysis of experimental studies. *Nurse education today* 107. https://doi.org/10.1016/j.nedt.2021.105127

Murphy, M., Curtis, K. & McCloughen, A. (2019): Facilitators and barriers to the clinical application of teamwork skills taught in multidisciplinary simulated Trauma Team Training. *Injury* 50 (5), 1147–1152. https://doi.org/10.1016/j.injury.2019.01.026

Nwankwo, U. & Hayes, C. (2016): Practise on plastic: the impact of high fidelity simulation on learning and teaching. *British Journal of Healthcare Assistants* 10 (9), 434–441. https://doi.org/10.12968/bjha.2016.10.9.434

Orledge, J., Phillips, W. J., Murray, W. B. & Lerant, A. (2012): The use of simulation in healthcare: from systems issues, to team building, to task training, to education and high stakes examinations. *Current opinion in critical care* 18 (4), 326–332. https://doi.org/10.1097/MCC.0b013e328353fb49

Ostergaard, D., Dieckmann, P. & Lippert, A. (2011): Simulation and CRM. *Best practice & research. Clinical anaesthesiology 25* (2), 239–249. https://doi.org/10.1016/j.bpa.2011.02.003

Ouden, H. d. & Rottlaender, E.-M. (2017): *Hochschuldidaktik in der Praxis: Lehrveranstaltungen planen: Ein Workbook. utb-studi-e-book: Bd. 8719*. Barbara Budrich.

Qayumi, K., Pachev, G., Zheng, B., Ziv, A., Koval, V., Badiei, S. & Cheng, A. (2014): Status of simulation in health care education: an international survey. *Advances in medical education and practice* 5, 457–467. https://doi.org/10.2147/AMEP.S65451

Rall, M. (2016a): Modell des „tiefen Lernens". In A. Hackstein, V. Hagemann, F. v. Kaufmann & H. Regener (Hrsg.): *Handbuch Simulation*. Stumpf + Kossendey, 117–120.

Rall, M. (2016b): Was ist CRM (im Gesundheitswesen = Crew oder Crisis Resource Management)? In: A. Hackstein, V. Hagemann, F. v. Kaufmann & H. Regener (Hrsg.): *Handbuch Simulation*. Stumpf + Kossendey, 65–76.

Rall, M. & Oberfrank, S. (2016): Was ist grundsätzlich unter Simulation zu verstehen? In: A. Hackstein, V. Hagemann, F. v. Kaufmann & H. Regener (Hrsg.): *Handbuch Simulation*. Stumpf + Kossendey, 18–32.

Regener, H. (2016a): Szenarienplanung leicht gemacht. In: A. Hackstein, V. Hagemann, F. v. Kaufmann & H. Regener (Hrsg.): *Handbuch Simulation*. Stumpf + Kossendey, 140–155.

Regener, H. (2016b): Wie funktioniert das eigentlich – Simulation? In: A. Hackstein, V. Hagemann, F. v. Kaufmann & H. Regener (Hrsg.): *Handbuch Simulation*. Stumpf + Kossendey, 126–139.

Regener, H. & Hackstein, A. (2016): Simulation – Was ist das überhaupt? In: A. Hackstein, V. Hagemann, F. v. Kaufmann & H. Regener (Hrsg.): *Handbuch Simulation*. Stumpf + Kossendey, 15–32.

Regener, H. & Hagemann, V. (2016): Definiere Lernziele und orientiere Dich am Outcome. In: A. Hackstein, V. Hagemann, F. v. Kaufmann & H. Regener (Hrsg.): *Handbuch Simulation*. Stumpf + Kossendey, 143–147.

von Reibnitz, C. (2008): Einleitung. In: G. Nussbaumer & C. von Reibnitz (Hrsg.): *Pflegepädagogik. Innovatives Lehren und Lernen: Konzepte für die Aus- und Weiterbildung von Pflege- und Gesundheitsberufen*. Bern: Huber, 15–17.

Reierson, I. Å., Haukedal, T. A., Hedeman, H. & Bjørk, I. T. (2017): Structured debriefing: What difference does it make? *Nurse education in practice* 25, 104–110. https://doi.org/10.1016/j.nepr.2017.04.013

Roberts, D. & Greene, L. (2011): The theatre of high-fidelity simulation education. *Nurse education today* 31 (7), 694–698. https://doi.org/10.1016/j.nedt.2010.06.003

Rystedt, H., Abrandt Dahlgren, M. & Kelly, M. (2019): Understanding Interprofessional Simulation Practice. In: M. Abrandt Dahlgren, H. Rystedt, L. Felländer-Tsai & S. Nyström (Hrsg.): *Interprofessional Education in Health Care: Materiality, Embodiment, Interaction*. Berlin: Springer, 9–30.

Sahmel, K.-H. (2015): *Lehrbuch kritische Pflegepädagogik*. Bern: Hogrefe.

Sauter, W. (2018): *Die Zukunft des Lernens: Selbstorganisierter Kompetenzerwerb durch personalisiertes Lernen*. Bertelsmann Stiftung. https://www.bertelsmann-stiftung.de/fileadmin/files/BSt/Publikationen/GrauePublikationen/LL_Sauter2018_ZukunftDesLernens.pdf

Schecter Weiner, S., Hagan, L. & Kardachi, J. F. (2020): A Pilot Study Exploring the Impact of Interprofessional Simulation A Pilot Study Exploring the Impact of Interprofessional Simulation on Role Clarity and Student Readiness for Collaborative Clinical Practice Practice. *Internet Journal of Allied Health Sciences and Practice* 18 (4). https://nsuworks.nova.edu/cgi/viewcontent.cgi?article=1934&context=ijahsp

Schewior-Popp, S. (2014): *Lernsituationen planen und gestalten: Handlungsorientierter Unterricht im Lernfeldkontext* (2., aktualisierte Auflage). Stuttgart: Thieme.

Schiavenato, M. (2009): Reevaluating simulation in nursing education: beyond the human patient simulator. *The Journal of nursing education* 48 (7), 388–394. https://doi.org/10.3928/01484834-20090615-06

Schröppel, H. (2021): Theoretische Grundlagen zur Methode. In: A. Kerres, C. Wissing & B. Wershofen (Hrsg.): *Skillslab in Pflege und Gesundheitsfachberufen: Intra- und interprofessionelle Lehrformate*. Berlin, Heidelberg: Springer, 13–34.

Schwermann, M. & Loewenhardt, C. (2021): SimNAT Pflege – Simulations-Netzwerk Ausbildung und Training in der Pflege. In: A. Kerres, C. Wissing & B. Wershofen (Hrsg.): *Skillslab in Pflege und Gesundheitsfachberufen: Intra- und interprofessionelle Lehrformate*. Berlin, Heidelberg: Springer, 1–12.

Secheresse, T., Lima, L. & Pansu, P. (2021): Focusing on explicit debriefing for novice learners in healthcare simulations: A randomized prospective study. *Nurse education in practice 51*, 102914. https://doi.org/10.1016/j.nepr.2020.102914

Shah, A., Mai, C. L., Shah, R. & Levine, A. I. (2019): Simulation-Based Education and Team Training. *Otolaryngologic clinics of North America* 52 (6), 995–1003. https://doi.org/10.1016/j.otc.2019.08.002

Shaw-Battista, J., Belew, C., Anderson, D. & van Schaik, S. (2015): Successes and Challenges of Interprofessional Physiologic Birth and Obstetric Emergency Simulations in a Nurse-Midwifery Education Program. *Journal of midwifery & women's health* 60 (6), 735–743. https://doi.org/10.1111/jmwh.12393

Shin, S., Park, J.-H. & Kim, J.-H. (2015): Effectiveness of patient simulation in nursing education: meta-analysis. *Nurse education today* 35 (1), 176–182. https://doi.org/10.1016/j.nedt.2014.09.009

Shinnick, M. A. (2016): Validating Eye Tracking as an Objective Assessment Tool in Simulation. *Clinical Simulation in Nursing* 12 (10), 438–446. https://doi.org/10.1016/j.ecns.2016.06.001

Szauter, K. (2019): Simulated and Standardized Patients. In: G. Chiniara (Hrsg.): *Clinical Simulation: Education, Operations and Engineering* (2. Auflage). Academic Press, 33–39.

Torkshavand, G., Khatiban, M. & Soltanian, A. R. (2020): Simulation-based learning to enhance students' knowledge and skills in educating older patients. *Nurse education in practice* 42. https://doi.org/10.1016/j.nepr.2019.102678

Waxman, K. T., Bowler, F., Forneris, S. G., Kardong-Edgren, S. & Rizzolo, M. A. (2019): Simulation as a Nursing Education Disrupter. *Nursing administration quarterly*, 43 (4), 300–305. https://doi.org/10.1097/NAQ.0000000000000369

Weber, K. (2007): Simulationen in den Sozialwissenschaften. *Journal for General Philosophy of Science* 38 (1), 111–126. https://doi.org/10.1007/s10838-006-9011-8

Weinert (2001): *Leistungsmessung in Schulen*. Weinheim: Beltz.

Wickers, M. P. (2010): Establishing the Climate for a Successful Debriefing. *Clinical Simulation in Nursing* 6 (3), e83-e86. https://doi.org/10.1016/j.ecns.2009.06.003

Wildt, J. & Wildt, B. (2012): Lernprozessorientiertes Prüfen im „Constructive Alignment". In: B. Berendt, H.-P. Voss & J. Wildt (Hrsg.): *Neues Handbuch Hoch-*

schullehre: Lehren und Lernen effizient gestalten. Raabe Fachverlag für Wissenschaftsinformation, 1–46.

World Health Organization (WHO) (2010): *Framework for Action on Interprofessional Education & Collaborative Practice.* World Health Organization. http://apps.who.int/iris/bitstream/handle/10665/70185/WHO_HRH_HPN_10.3_eng.pdf;jsessionid=4ACF7748CCEC2B053CDA000F1218763E?sequence=1

Young, A. & Dufrene, C. (2014): Successful debriefing – Best methods to achieve positive learning outcomes: A literature review. *Nurse education today* 34, 372–376.

Yu, J., Lee, W., Kim, M., Choi, S., Lee, S [Sungeun], Kim, S., Jung, Y., Kwak, D., Jung, H., Lee, S [Sukyung], Lee, Y.-J., Hyun, S.-J., Kang, Y., Kim, S. M. & Lee, J. (2020): Effectiveness of simulation-based interprofessional education for medical and nursing students in South Korea: a pre-post survey. *BMC medical education* 20 (1), 476–484. https://doi.org/10.1186/s12909-020-02395-9

9 Anhang

Vorlage Szenarienplanung

Szenario Nr.

Titel

Lernergebnisse

Die Auszubildenden

- …

Teilnehmende Personen

1 Auszubildende*r
1 Auszubildende*r

1 Lehrende*r: Kontrollraum
1 Lehrende*r: Debriefing

Checkliste zur Ausstattung

- ☐ Bett mit weiblichem Mannequin, …
- ☐ …

Ablaufplanung

1. Briefing inkl. Vorstellung Mannequin und Funktionen
2. Acting
3. Debriefing

Vorlage Szenarienplanung

Briefing

Patientendaten:

Name:

Alter:

Größe/Gewicht:

Geburtsdatum:

Familienstand:

Beruf:

Medizinische Diagnosen/ Pflegediagnosen

Medizinische Diagnosen

Pflegediagnosen

Status und aktueller Krankheitsverlauf

Szenario Saver/Life Saver

Ausgangsposition und Verlauf

Patient*in liegt im Bett …

Vorbereitung

- ☐ Korrekt betreten (anklopfen) und Patient*in begrüßen
- ☐
- ☐
- ☐

Durchführung

- ☐
- ☐
- ☐
- ☐
- ☐
- ☐
- ☐
- ☐

Nachbereitung

- ☐
- ☐
- ☐
- ☐
- ☐

Szenario ist beendet, wenn …

Zusatzinformationen für Patient*in

Szenario Nr. XX

Neurologische Patientin_interdisziplinäre Mobilisation

Lernergebnisse

Die Student*innen der Physiotherapie und Gesundheits- und Krankenpflege

- transferieren die Patientin fachgerecht in den Rollstuhl. Dabei übernimmt der/die Student*in der Physiotherapie die aktive Rolle und leitet den Kollegen, die Kollegin der Gesundheits- und Krankenpflege an.
- kommunizieren in der Zusammenarbeit professionell und wertschätzend.

Teilnehmende Personen

1 Student*in GuK:

1 Student*in Physio: Anleitung und Durchführung Transfer in den Rollstuhl

2 Lehrende: Kontrollraum (GuK und Physio)

1 Lehrende*r: Debriefing

Ablaufplanung

4. Briefing inkl. Vorstellung Mannequin
   - Welche Seite zum RR messen und pulsen
   - Mannequin versteifte Arme aufgrund der Technik
   - Mannequin kann nicht selbstständig sitzen
5. Acting
6. Debriefing

Checkliste zur Ausstattung

- ☐ Bett mit weiblichem Mannequin, Venenweg links
- ☐ Laufende Schmerzinfusion
- ☐ Bettkärtchen, Pida, Rufglocke in Reichweite
- ☐ Blutdruckmanschette, Stehtoskop
- ☐ Socken
- ☐ Rollstuhl
- ☐ Patientenunterlagen Kurve
- ☐ Schuhe für Patientin, Pyjama, Lagerungskissen

Interdisziplinäres Beispielszenario

Briefing

Patientendaten:

Name: Bernadette Kleingruber
Alter: 57 Jahre
Größe/Gewicht: 175 cm/95 kg
Geburtsdatum: 25.7.1965
Familienstand: verheiratet
Beruf: Einzelhandelskauffrau in Ruhe

Medizinische Diagnosen/Pflegediagnosen:

Medizinische Diagnosen

- Amyotrophe Lateralsklerose mit folgenden Ausprägungen:
  - Plegie rechte Körperhälfte
  - Kommunikation beeinträchtigt
  - Chronisches Schmerzsyndrom
- Blasenentleerungsstörung

Pflegediagnosen

- Selbstfürsorgedefizit Essen und Trinken, Waschen und Kleiden, Ausscheidung
- Schluckvorgang beeinträchtigt
- Sprachstörung

Status und aktueller Krankheitsverlauf

Frau Bernadette Kleingruber ist 57 Jahre alt, verheiratet und hat eine Tochter mit 25 Jahren. Sie lebt mit ihrer Familie in einer Eigentumswohnung, die im letzten Jahr umgebaut werden musste, da Frau Kleingruber seitdem auf den Rollstuhl angewiesen ist. Bei ihr wurde vor einem Jahr eine ALS diagnostiziert. Das war ein großer Schock für die gesamte Familie. Im letzten Jahr ist die Krankheit sehr schnell fortgeschritten. Frau Kleingruber leidet an einer Blasenentleerungsstörung, Plegie der rechten Körperhälfte sowie Schluckstörungen, und auch an der Stimme machen sich erste Veränderungen bemerkbar. Das Sprechen scheint für sie sehr anstrengend zu sein und die Sprache ist verlangsamt. Frau Kleingruber wurde gestern aufgrund der zunehmenden Schmerzen zur Schmerzeinstellung auf der neurologischen Station D aufgenommen. Wegen der zunehmenden Atrophie der Muskulatur soll im Zuge des stationären Aufenthalts mit Physiotherapie begonnen und diese zu Hause weitergeführt werden. Als Nebenwirkung der Medikation leidet sie stark an Übelkeit, Erbrechen, Diarrhoe und erhöhter Speichelsekretion.

Sie als Student*in der Physiotherapie werden gebeten, heute den Transfer in den Rollstuhl bei Frau Kleingruber gemeinsam mit dem Studenten, der Studentin der Gesundheits- und Krankenpflege durchzuführen.

Interdisziplinäres Beispielszenario

Ausgangsposition und Verlauf – beispielhafte Aufzählung

Patientin liegt im Bett, die Student*innen betreten das Patientenzimmer

Patientin liegt im Bett mit tropfender Infusion, OK hoch

- ☐ Korrekt betreten und Patientin begrüßen
- ☐ Händedesinfektion vor Patientenkontakt
- ☐ …

Anforderungen an den Transfer

- ☐ Patientin informieren
- ☐ Transfer in den Rollstuhl vorbereiten (Schuhe, Kleidung, …)
- ☐ Kontrolle, ob der alle Teile des Rollstuhls vorhanden und angebracht sind
- ☐ …

Szenario ist beendet, wenn Frau Kleingruber in den Rollstuhl transferiert wurde.

Szenario Saver/Life Saver – beispielhafte Aufzählung

Wenn auf den plegischen Arm nicht geachtet wird, Hinweis durch die Patientin: „Ich muss auf den rechten Arm achten"

Zusatzinformationen für die Patientin

- Fühlt sich nutzlos, kann nicht gehen – wie soll das zu Hause dann wieder funktionieren?
- Kann sich nur verlangsamt mitteilen, Sprachstörung
- Jammert vor Schmerzen
- Möchte gerne aus dem Bett heraus, da die Familie am Nachmittag zu Besuch kommt
- Nach dem Transfer fragt die Patientin, ob sie etwas trinken kann

Interdisziplinäres Beispielszenario

Studenteninformation Briefing

Patientendaten:

Name: Bernadette Kleingruber
Alter: 57 Jahre
Größe/Gewicht: 175 cm/95 kg
Geburtsdatum: 25.7.1965
Familienstand: verheiratet
Beruf: Einzelhandelskauffrau in Ruhe

Medizinische Diagnosen/Pflegediagnosen:

Medizinische Diagnosen

- Amyotrophe Lateralsklerose mit folgenden Ausprägungen
  - Plegie rechte Körperhälfte
  - Kommunikation beeinträchtigt
  - Chronisches Schmerzsyndrom
- Blasenentleerungsstörung

Pflegediagnosen

- Selbstfürsorgedefizit Essen und Trinken, Waschen und Kleiden, Ausscheidung
- Schluckvorgang beeinträchtigt
- Sprachstörung

Status und aktueller Krankheitsverlauf

Frau Bernadette Kleingruber ist 57 Jahre alt, verheiratet und hat eine Tochter mit 25 Jahren. Sie lebt mit ihrer Familie in einer Eigentumswohnung, die im letzten Jahr umgebaut werden musste, da Frau Kleingruber seitdem auf den Rollstuhl angewiesen ist. Bei ihr wurde vor einem Jahr eine ALS diagnostiziert. Das war ein großer Schock für die gesamte Familie. Im letzten Jahr ist die Krankheit sehr schnell fortgeschritten. Frau Kleingruber leidet an einer Blasenentleerungsstörung, Plegie der rechten Körperhälfte, Schluckstörungen, und auch an der Stimme machen sich erste Veränderungen bemerkbar. Das Sprechen scheint für sie sehr anstrengend zu sein und die Sprache ist verlangsamt. Frau Kleingruber wurde gestern aufgrund der zunehmenden Schmerzen zur Schmerzeinstellung auf der neurologischen Station D aufgenommen. Wegen der zunehmenden Atrophie der Muskulatur soll im Zuge des stationären Aufenthalts mit Physiotherapie begonnen und diese zu Hause weitergeführt werden. Als Nebenwirkung der Medikation leidet sie stark an Übelkeit, Erbrechen, Diarrhoe und erhöhter Speichelsekretion.

Sie als Student*in der Physiotherapie werden gebeten, heute den Transfer in den Rollstuhl bei Frau Kleingruber gemeinsam mit dem Studenten, der Studentin der Gesundheits- und Krankenpflege durchzuführen.